健康流言终结者

修订本

薄三郎 / 著

ZHEJIANG UNIVERSITY PRESS
浙江大学出版社

图书在版编目（CIP）数据

健康流言终结者 / 薄三郎著. —2版（修订版）. —杭州：浙江大学出版社，2015.7

ISBN 978-7-308-14281-6

Ⅰ.①健… Ⅱ.①薄… Ⅲ.①保健-普及读物 Ⅳ.①R161-49

中国版本图书馆CIP数据核字（2014）第308525号

健康流言终结者（修订版）

薄三郎 著

策 划 者 杭州蓝狮子文化创意有限公司
责任编辑 杨 茜
出版发行 浙江大学出版社
（杭州市天目山路148号 邮政编码 310007）
（网址：http://www.zjupress.com）
排 版 浙江时代出版服务有限公司
印 刷 浙江印刷集团有限公司
开 本 880mm×1230mm 1/32
印 张 8.25
字 数 161千
版 印 次 2015年7月第2版 2015年7月第4次印刷
书 号 ISBN 978-7-308-14281-6
定 价 35.00元

浙江大学出版社发行部联系方式:（0571）88925591;http://zjdxcbs.tmall.com

前 言

2009年1月，科学松鼠会出版了第一本集体著作《当彩色的声音尝起来是甜的》。当时，我向朋友狠命推荐，对方却摇头拒绝，理由是：“科普文章吗？呵呵，我的兴趣不大。”我有点小伤心，进而尝试分析对方的心态：要么，人家已经生活得够科学，所以不需要看科普文章；要么，科普文章显得冷冰无比，曲高和寡，无人愿看？事实上，我猜错了！对方的答案是，她想看怀孕生育方面的知识，但那本书里没有提供！

由此看来，需求是产生动力的重要原因，需求是“生产之母”。对于科普知识，人们的需求也是有选择性的，只关心与己有关的生存哲学。2009年年中，我参加了上海科普作协举办的一次座谈会。原上海中山医院院长、著名健康教育专家杨秉辉先生谈道：“健康是最大的科普领域，因为人人都渴求健康。”没错，当你观察市面上的各种养生保健书时，就能体会到这个“产业”有多么红火。遗憾的是，它们中的很多都不靠谱，成了健康谣言或流言的摇篮。有人甚至用养生书的书名编了一个段子，内容是：“当你生病了，《看中医还是看西医》？医生开了方，《是药，是水，还是毒》？你可千万要小心，《别让医生骗了你》，《是药三分毒啊》！所以，《求医不如求己》，马悦凌既然教了大家《不生病的智慧》，何不《做自己的医生》？手捧《改变自己一生的健康计划》，一边翻阅、一边畅想《无毒一身轻》，《百病自疗不用药》！”

在《新华字典》里，“谣言”的意思是“没有事实存在而捏造的话”或“没有公认的传说”；“流言”则指“没有根据的话（多指背后议论、污蔑或挑拨的言论）”。美国心理学家高尔顿·奥尔波特（Gordon Allport，1897—1967）在《谣言心理学》一书中写道：“不管在什么情况下，谣言都不应仅仅被看成纯粹的怪物，它是人们在有意识的社会行为中奇特但无价值的一种偏离。”

你应该已经察觉到了，造谣与辟谣正是当下中国人的生活常态。不过，普罗大众易于偏信流言，即便有确凿的科学反驳依据，他们也总是会辩解说：“那种说法总是有一些道理的吧。”没错，造谣者总会捏造、歪曲或搬弄各种事实，把那些陈旧或似是而非的术语貌似合理地重新包装，以此制造轰动效应，生产奇谈怪论。真是防不胜防啊！

这也正是我将几年来写出的医学科普文章集纳出版的重要原因。我希望通过剖析一些人们口耳相传的“健康说法”，来让大家明白事情的真相到底是什么。在整理书稿期间，我曾用下面三个问题对身边不少朋友进行提问：给孕妇听莫扎特的音乐能提高宝宝的智商吗？许多人喜欢戴钛项链，据说可以缓解颈椎病，你觉得是真是假呢？听说可乐杀精，男人应该少喝，你觉得这是对是错？

被询问者有的是医生，有的具有较高的学历，可回答的情况却并不乐观。

当我追问他们为什么会相信这些说法时，许多人回答：“网上有这种说法，很多人都这样说，所以应该具有一定的科学道理！”轻信流言或许真是人的天性。人们总是倾向于轻信他者的言论，不愿花时间寻求真相。而“在博客、微博当道的网络时代，每个人都可能成为谣言的制造者、传播者和受害者”。

显而易见，互联网是谣言滋生肆虐的最佳温床。人们口耳相传的大部分健康说法也都是靠着网络转帖而散布的。事实上，人们也总是喜欢用“网上说的”来说明某些观点的来源。在微博上，谣言或流言更像是长了一双翅膀，传播的速度更快、效应更强、覆盖面更广。

不过，网络时代，特别是微博化时代的另一大特点是具有较强的快速纠错机制。遗憾的是，谣言或流言的传播力度总是比辟谣力度强悍得多，流传得也更广。这牵涉一个重要原因，那就是“偏颇吸收”——人其实是一种很懒惰的生物，他们会主动倾向于接受乐于接受的信息，排斥厌于看到的信息。而辟谣或阐释真相却往往会起到反作用，使得既有观点愈发被人们所接受。有种说法是，纠错反而会强化人们对错误观点的坚持。

科学松鼠会和果壳网的创办者姬十三曾在题为《我们的敌人不是谣言》的日志里写道：“科学常常是无力的，谬误通常比真相更甜美诱人。如果我们只是在网络上追赶谣言的步伐，那么我相信即使有十倍、百倍的团队一起来挥舞粉碎大锤，力量也是不足的。我们的敌人并非谣言本身，而是人云亦云的思考方式，是不加反思的生活态度。”

散布流言总是轻松，破解流言却很费劲。流言尽管没有根据，看上去却一本正经，煞有其事。很多人相信健康流言，大多是出于戒备原则（precautionary principle）而进行“有罪推定”。换言之，只要人们认为某种说法可能对人体产生健康风险或危害，那就需要科学家通过数据或证据来证明它没有害处。事实上，这种证明通常是徒劳的。首先，证明一个子虚乌有的说法，本身就是对科学资源的靡费。那些原本可以经由科学知识或理论解释的问题常常被公众“绑架”，要求必须通过实（试）验说明。其次，进行研究本身就响应了那些本可不作理会的无稽流言，无形中反而助长了某些健康流言的散布传播。再者，破解流言需要依据科学事实和研究数据，这也使不具备深厚科学素养的人在看到论证严密、用语艰深的反驳论述时显得极不耐烦。

以我的个人生活经验，科学地分析一些事情总显得不够有情趣，过于生硬刻板。可是反过来，如果没有正确科学的生活方式，情趣之类的提法也只能是空中楼阁。在我看来，那些拒绝科学的人，可能是害怕暴露自己的无知，害怕因既有知识结构被打破而无地自容，当他们获得真实的知识时，总会露出一副“当时我就震惊了”的表情，过去的知识信念顷刻间土崩瓦解。这是蛮痛苦的一件事，因而部分人选择拒绝科学真相！

另一个不容忽视的现象是，信者恒信！人们总是基于自己的偏好——而非事实本身的对错——来选择并坚持自己认为正确的信息或观点。这仿佛自动关闭了探求真知的大门，将自己与科学事实割裂，仅相信自己认为正确的东西，而对真伪对错不管不顾。所谓轻信于人，就是指相信某种有证据但又不应该有证据的说法。易于轻信的人，他们的内心世界要么极度贫乏，要么充满陈腐和变态的想法。按照美国心理学家高尔顿·奥尔波特的观点，对于那些相信流言或谣言的人来说，最迫不及待的事情就是“相信那些与他们自己所解释和预言的模式正相吻合的谣言”。

2009年11月，科学松鼠会的明星作者云无心出版《吃的真相》一书时，我曾写过一篇书评，其中有这样几句：“知识这种美好的东西，不能像读小说一样极其饥渴地阅读。书，应该摆放在案头，阅读它，应该是细水长流。当你有所困惑时，核对目录，从书中寻求分析和答案，这样才会得到更为深刻的印象。”同样地，我希望这本《健康流言终结者》（修订版）也能为读者，为读者的朋友提供一些实用且有依据的知识。

梁文道《常识》一书中有言：“本书所集，卑之无甚高论，多为常识而已。若觉可怪，乃因此为一个常识稀缺的时代。”对应于健康传播领域，那些在专业工作者看来或许并不靠谱的说法，却经常因各种媒体的渲染而被公众接纳。本书也有志于破除迷思，提供真相。阅读本书并不能保证你不生病或生活得更健康，但毫无疑问的是，当你

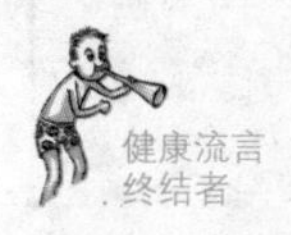

遇到任何一种来路不明的健康说法时，会多出一种“从科学上讲”的思维模式，尝试着主动寻求答案。这本书所能提供的最大裨益，或许就在这里。

翻阅自己这几年来写就的科普文章，心中真是五味杂陈。一路跌撞地走在科普道路上，我不免心中惴惴，觉得这些风格各异、文字浅陋的作品难免贻笑大方，加之个人表达能力所限，全书的趣味性也尚待增益。假如您有上当受骗的感觉，那纯粹是我该打受罚！但若是诸位观者能从书中“掠”去三五有用知识，本书的目的便算是达到了！

薄三郎

目录

I 吃喝客

II 爱与宅

III 时尚安全

目录

Ⅳ 上班下班

Ⅴ 运动瘾

Ⅵ 身体活

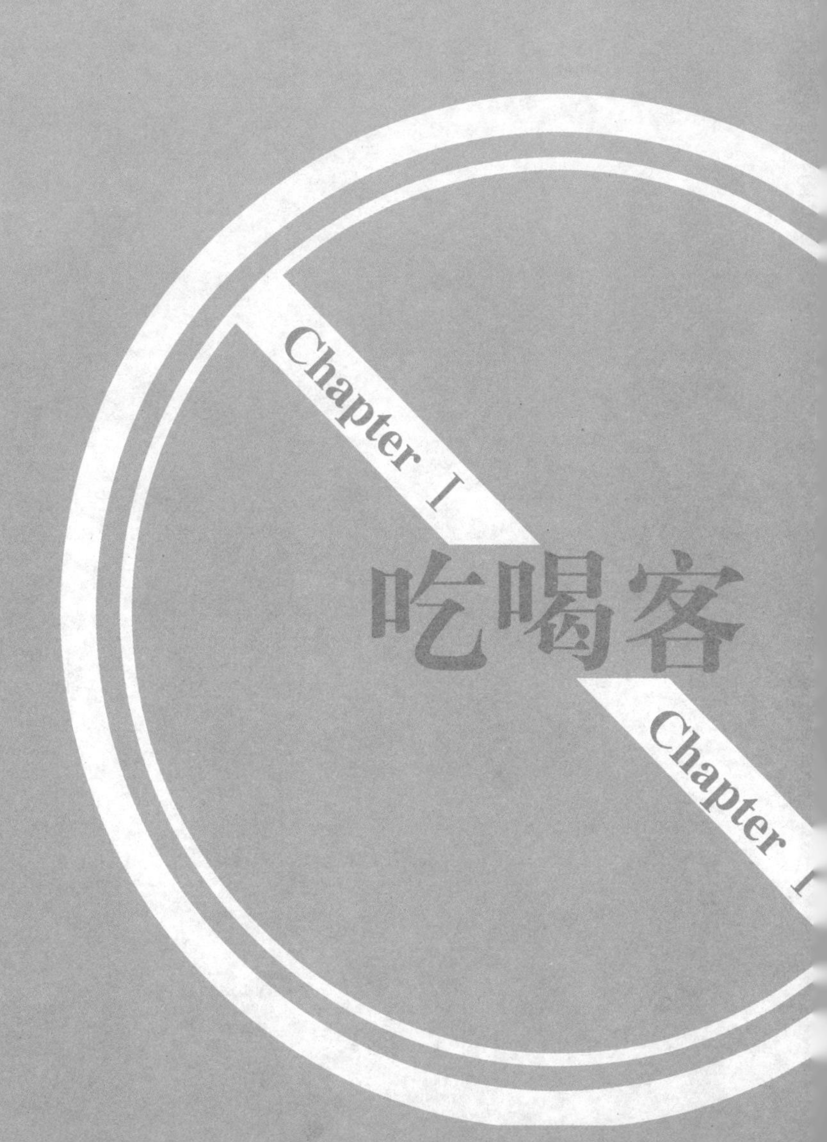

Chapter Ⅰ 吃喝客

Chapter Ⅰ

功能饮料，有必要喝吗?

天气热了，各种类型的饮料就会成为每日必需，功能饮料更是受人追捧。在琳琅满目的功能饮料里，是选择一瓶“解口渴、更解体渴”的运动型饮料，还是提神解乏的能量型饮料呢？很多人更是困惑于自己是否真需要喝，应该怎么喝?

并无玄妙

人们喜爱功能饮料，其实是看中“功能”二字。以减肥、解乏、运动、出汗等名义，超市货架上总会出现适合各种人群的功能饮料。很多人觉得功能饮料口感不错，比一般饮料强很多，甚至干脆拿它当水喝。

其实，功能饮料并不玄乎。通俗点说，普通饮料里加入一定的功能因子，稍具调节人体机能、增强免疫力等保健作用，便摇身升级为功能饮料了。目前，这些功能因子多是咖啡因、牛磺酸、肌醇、维生素及中草药活性成分等。据称，它们能缓解疲劳、提高人的注意力等。

网络上一份由中投顾问产业研究中心发布的《2009—2012年中国

功能饮料市场投资分析及前景预测报告》这样写道："随着人们健康意识的增强，人们逐渐开始选择健康的食品、饮品……茶饮料、果汁饮料、功能饮料亦开始受到人们的青睐。与发达国家相比，中国功能饮料的人均消费量每年仅为0.5公斤，距离全世界人均7公斤的消费量尚有较大空间，因此，中国的功能饮料市场潜力巨大。"

功能饮料较之于一般饮料往往更贵，其实也不过是被炒作的高端饮品而已。截至2007年，全球有500余种功能饮料。在功能划分上，这些饮料进行了消费者分层，由此衍生出如多糖饮料、维生素及矿物质饮料、运动饮料及低热量、益生饮品等。从2008年12月起，中国的强制性国家标准《饮料通则》宣布实施，废除了"功能饮料"的说法，代之以"特殊用途饮料类"，即"通过调整饮料中的营养素成分和含量，或加入具有特定功能成分的适应某些特殊人群需要的饮料制品"。

当然，功能饮料从概念上说是有意义的，但只针对特定人群或特定场合。按照国际饮料行业协会的规定，功能饮料是指具有保健作用的软饮料。若某款饮料具有特定功能，肯定就已经升级到保健食品行列。因此，真正的功能饮料外包装上必然有"保健食品"字样和卫生部"卫食健字"的批号。而必须指出的一点是，眼下市场上多数功能饮料只拥有时尚的外形和动感的宣传语，并不是严格意义上的功能饮料。

不过是咖啡因和牛磺酸

困了，累了，是否真需要喝功能饮料？的确，很多功能饮料让人更精神，它们所宣传的缓解疲乏、劳困的效果其实全靠咖啡因的作用。它能“激活”你：提供短程的大脑兴奋，激发身体潜能，产生抗疲劳功效。但就长远而言，解乏的最佳选择是休息放松。一味借力功能饮料只会造成对功能饮料的依赖，甚至引起恶心腹泻、精神焦虑和失眠。

评判一款饮料有无功能与功能强弱，得靠实验数据说话。放眼国内，此方面资料缺乏，公众难以获及。2008年，比利时根特大学医院的医生通过回顾近十年的相关研究发现，功能饮料（主要指某品牌能量型饮料）能显著提高人的注意力和反应速度，记忆力也有不同程度的改善，但其功效，其实多依赖于咖啡因的作用。换言之，咖啡因的作用无疑是显著的，它让人从困顿中勃发，精力再次集中，不再瞌睡。

也有研究对功能饮料表示质疑。美国底特律亨利·福特医院的研究者发现，高水平的咖啡因和牛磺酸会增加人体血压和心率，影响心脏功能。澳大利亚艾德蕾德医院的研究发现，无糖配方的红牛饮料可使血液黏稠，有可能增加患心脏病和中风的风险。《药物疗法年鉴》（*The Annals of Pharmacotherapy*）中载有美国韦恩州立大学的研究者对功能饮料（主要是指某品牌能量型饮料）进行的测试：让15名健康成人连续7天每天喝2听功能饮料，结果发现，功能饮料使他们的血压平均升高10毫米汞柱，心率每分钟增加5次。这意味着，对于患高血压病或心律不齐的人来说，该饮料可能并不合适。

可能适得其反

因此，功能饮料并非人人适合。以其中的运动型饮料为例，它含有钠、钾、钙、镁等成分，只适合运动后饮用，以补充人体丢失的部分电解质，将其作为日常饮品是错误选择。运动饮料中糖含量的适当比例应为6%～7%，这既保证了人体最大程度的吸收，也能防止血糖瞬时升高。一些功能饮料的糖分含量过高，对人体反而起到利尿作用，使肾脏加速排出水分。这些饮料不仅没有解渴作用，还适得其反，让身体更加缺水。

对糖尿病、高血压病和肥胖人群而言，是否选择功能饮料也得费一番思量。此外，老人、儿童及对咖啡因过敏的人也不适合饮用。而且功能饮料的功能因子顶多只是人体获取营养的辅助途径，它不能替代正常饮食，也绝不可能替代最平常不过的白开水。另外，尽管功能饮料打着“抗疲劳、抗氧化、年轻态”等标语，我们也不能把它当药使用。

当下正红的维生素C水溶饮料，是功能饮料中的新贵，受到很多白领的追捧。其实，这种饮料并不“高明”。一瓶该类饮料含有100毫克维生素C，价格4元多。但维生素C本身就易溶解于水，如果只追求营养，还不如就着白开水吃一片维生素C，这样只需花几分钱。此外，在水溶维生素C类产品中，清新的柠檬酸口味受人喜爱，消费者常不自觉每天多喝几瓶。但是，人体每天对维生素C的需求仅为100毫克，过多地摄入将不会被人体所吸收，反而易导致尿液维生素C呈阳性，有尿路结石之虞。

此外，某些物质虽有生理作用，却不意味着它们被装入饮料瓶后依然有效。比如B族维生素对人体代谢十分重要，但其溶于水后若长时间存放，特别是被日光照晒后，性质将变得不稳定，容易被破坏。

可乐“杀精”吗？

2008年的“搞笑诺贝尔奖”尤其引人关注，一个很重要的原因是“化学奖”被授予一项大家十分关心的研究：可乐究竟能否杀精。事实上，“可乐杀精”是最有影响力的“都市传说”之一，相信每个人都或多或少听过几次这个说法。

可乐杀精的传闻几十年前便在中南美洲流传。那里的人们相信：可乐中的碳酸能杀精，其中的糖分能“引爆”精子。摇晃过后，可乐便能被喷射至阴道深处，杀死留在里面的精子，所以妇女在“嘿咻”过后，会用这一招来杀精避孕。20世纪60年代，美国摇滚乐队The Fugs有一首叫作“可口可乐喷灌”（Coca-Cola Douche）的歌，说的就是这个。

这的确是奇思妙想，但尚需要科学验证。1985年，美国哈佛医学院妇产科的三位医生（S. A. Umpierre，J. A. Hill，D. J. Anderson）为验其真伪，便在实验室倒腾开来。他们向三个装有可乐的试管中加入冷冻的精子。经过观察，令人欣喜的结果出炉啦：精子数量减少，可乐能影响精子活力。相关结论以读者来信形式发表在当年11月21日刊出的《新英格兰医学杂志》（*The New England Journal of Medicine*）。

此论断一出，顿时引起轩然大波。两年后，台北荣民总医院的洪传岳在看到这篇论文后，决定用更缜密的实验去验证。他用了2种品牌5种不同配方的可乐：可口可乐中的经典型、新型、无咖啡因型、健怡型，还有百事可乐。通过跨膜迁移实验方法，将混有精子的可乐滴在薄膜上（能允许精子通过），薄膜下方放置生理盐水。一小时后，他观察到：至少七成精子活力依旧，能成功穿越薄膜，不会被可乐杀死。这份刊登在《人体毒物学》杂志上的研究推翻了美国学者的观点。换言之，为求避孕，在房事后用可乐冲洗阴道，不但没法达到目的，还容易引起生殖器感染。

作为一种碳酸型饮料，可乐中还会添加焦糖、色素等其他成分。当然，它还含有那不到1%的由某些神秘物质组成的保密配方。据称，这配方已保密逾百年，但2000年欧洲食品科学研究院透露，神秘物质包括野豌豆、生姜、含羞草、橘子树叶、古柯叶、桂树和香子兰皮等的提炼物、过滤物和染料。正是它们，让可乐口味独具一格。而在相关配料中，咖啡因尤其吸引大家的注意力。所以又有传闻说，可乐中的咖啡因成分具有杀精作用，不可多喝。

这是真的吗？

2003年，在美国生殖医学年会上，来自巴西的法比奥·帕斯卡鲁图（Fabio Pasqualotto）基于对750名男同胞的研究指出，喝咖啡的男性的精子活动度反而更好，其中发挥关键作用的就是咖啡因。但美国亦有学者认为，每天饮用3杯咖啡就会影响男子的生育能力。结论莫衷一是，目前仍无确切公论。

此外，千万别小瞧精子，它在有用武之地时绝对具有顽强的生命力。正常精子在阴道内能存活半天，在子宫、输卵管里是2天半，而在宫颈内则最长能存活8天。不过，若是被排出体外，它就只能做半小时的“短命鬼”了。

面对传闻时，怀有科学精神是不可少的。以讹传讹的“喝可乐会杀精，男青年需谨慎”，你完全可以无视。

舌尖上的盐

> 每天开门七件事，“柴米油盐酱醋茶”。盐，毫无疑问是人类的一种必需品，围绕着盐的各种争议或谣言也很多。从科学的角度出发，我们应该怎么认识盐以及用好盐呢?

每天顶多一瓶盖

平常大家所说的盐是指食用盐，它的主要成分为氯化钠。按照世界卫生组织的建议，每人每天摄入普通食盐应不超过6克。6克到底有多少呢?形象点说，约等于一个普通矿泉水瓶盖的量。之所以限盐，是因为过多摄入盐乃导致高血压的罪魁祸首。很多相关研究表明，吃的盐越多，发生高血压的概率越大，导致脑卒中、慢性肾脏病的风险也就越大。而中国人平均每天摄入盐达12克，翻了一番，这样“重口”的饮食习惯显然是不值得提倡的。为了健康着想，在下厨做菜或外出就餐时，有意识地少放点盐或吃得清淡一点很有必要。

有的盐尽管有咸味，却并不是食用盐，而是工业用盐，例如亚硝酸钠。这种盐可能对人体产生极大危害，但由于具有咸味、价钱便宜，常被黑心不法商贩作为食用盐的替代品，用来进行食物腌制等。

国家相关部门已发布公告，禁止餐饮服务单位采购、储存或使用亚硝酸盐。一定程度上，这为市场上腌卤食品安全、餐饮服务单位的食物质量提供了保证。

巴拉塞尔士毒物原则

不过，其实我们的大部分饮食里都含有亚硝酸盐，只是量多量少的问题罢了。亚硝酸盐被加入肉中，可使各种卤制肉保持好看的鲜红色，像是给肉披上一层鲜亮的外衣。见诸新闻报道的亚硝酸盐中毒事件，大多是由小商小贩自制的卤制食品导致。亚硝酸盐中毒的原理是：人体短时间内大量摄入亚硝酸盐，导致高铁血红蛋白血症。这种疾病会破坏人体正常供氧，甚至使人遭遇生命危险。此外，它也被认为是潜在的致癌物。

亚硝酸盐原本是一种被允许使用的食品添加剂。其用于肉类时，具有防腐、发色的作用，还能改善风味。不少西式火腿的说明书上都标明含有亚硝酸盐。不过，要想让亚硝酸盐发挥其有益的价值，就要注意添加量。化学中，有一个著名的巴拉塞尔士毒物原则，意思是说，在某种剂量下，任何物质都有可能具有毒性。简言之，导致中毒，剂量是关键。很多化学物品采用了错误的剂量，使原本被认为是安全无害的物质也会变得有害。比如说，人体当然需要水，但短时间内大量饮水却可能导致水中毒。

换言之，在严格的监管条件下，合理使用亚硝酸盐，其所产生的益处远比潜在风险要大。拿隔夜菜来说吧，不少人认为隔夜菜如砒霜，千万不要吃，否则会中毒。事实上，在拥有冰箱等保鲜措施的今天，即便隔夜菜的确会产生一些亚硝酸盐，但它离致使人体中毒的剂量还远着呢。

人们对亚硝酸盐的重重顾虑，常波及另外一种盐，叫作硝酸盐。硝酸盐广泛存在于绿叶蔬菜里。有数据提示，每1000克绿叶菜就含硝酸盐1～3克。硝酸盐能转化为亚硝酸盐。在蔬菜收割、保存、运输过程中都会不可避免地出现亚硝酸盐，甚至发生亚硝酸盐超标的情况。

如何看待硝酸盐

福祸相依。最新的医学研究表明，硝酸盐或亚硝酸盐对人体并非完全一无是处。它们能扩张血管，帮助高血压患者保持血压平稳，对心脏产生保护作用。从这个角度看，多吃蔬菜对身体有益的说法更是多了一份证据。含有较丰富硝酸盐的蔬菜，主要包括花椰菜、甘蓝和西蓝花等。

曾听说过吃腌制蔬菜导致人体中毒，引起头痛、头晕的事情，这的确是有可能的。要知道，蔬菜腌制的过程就是一个细菌生长、发酵的过程，不可避免会产生亚硝酸盐。据研究，未腌透的蔬菜里亚硝酸盐的含量的确比较高，但随着时间的延长，其含量又逐渐下降。因此，如果腌制条件调控不恰当或时间不够，咸菜还是不吃为好。

“口不择盐”问题很严重，更重要的是，今后该怎么去做。不食用非正规食品加工点出售的肉类，不在短时间内食用大量腌制食品，都是正确的生活饮食观。但这并不意味着完全排斥任何含有硝酸盐或亚硝酸盐的食物，同样，我们也不必过分担心隔夜菜的安全问题。

喝奶引发肾结石？

虽然三聚氰胺在一夜之间变得妇孺皆知，但对它的致病成因目前仍有争议。可以明确的是，三聚氰胺能引起肾结石，产生肾盂积水，甚至导致急性肾衰竭。但目前，相关临床资料却并不多。据推测，三聚氰胺被摄入后，富集在肾小管中的三聚氰胺浓度升高，引起自身或其他易致结晶物质析出，从而刺激肾小管及尿路的上皮细胞引起结晶尿，导致婴儿出现尿液混浊甚至白色沉淀。亦有观点认为，含有三聚氰胺的奶粉会造成尿液酸化，钙质和其中的各种酸根结合形成钙盐，在肾盂中达到过饱和状态后，便会以结晶形式析出，形成结石。

其实，肾结石并不是什么新疾病。1901年，有人在埃及古墓中发现一枚黄色结石，它存留于一具男孩尸架骨盆内，被证实为膀胱结石。不幸的是，存放于大英博物馆的这枚结石连同尸架，在二战空袭中被毁。

简而言之，肾结石是指一些晶体物质（如钙、草酸盐、尿酸、胱氨酸等）和有机基质（蛋白、多糖）在肾脏异常聚积而形成的“石头”。很早之前，人们便认识到体内某些成分的吸收或排泄障碍及新

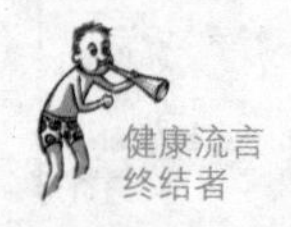

陈代谢的紊乱可能引起结石。然而，在医学上，尿路内结晶及结石的形成机制极为复杂，涉及物理化学、生物化学、晶体动力学等多方面原因。

恰如宝石的色彩斑斓，肾结石的成分及颜色也不尽相同。大约3/4的结石含有草酸钙成分，其余大多为磷酸镁铵（又名鸟粪石）。它们有的细小如泥沙，有的像鹿角、核桃仁一般；有的呈黑褐色，更多的则是呈灰白色。有一种胱氨酸结石甚至呈现黄绿色，表面粗糙但有光泽，极像贝母。

性别不同，肾结石发病率也不同，其中男女之比大约为2：1。这不单是由男女尿道结构差异的先天因素所决定的，由于男性分泌的雄性激素能促发草酸形成，也易促发结石形成。此外，青壮年一般是结石病的好发期，因为在这个年龄段，人们的饮食结构复杂，代谢旺盛，尿液内易致结石形成的因素较多。

简言之，肾结石的形成原因，大多要追究饮食因素。大量的动物蛋白质、精制糖和低纤维素食品被认为是目前肾结石发病率上升的原因之一。高蛋白能促进尿钙和草酸的排泄，还能酸化尿液，而这三者都有利于尿酸盐的结晶析出，并形成结石。

由于牛奶富含钙质，人们不禁担心喝牛奶会更易患肾结石。事实上，喝牛奶并不会提高患肾结石的风险。为什么呢？原来，机体这个复杂系统很巧妙地平衡了高钙与肾结石的关系。虽然高钙饮品势必增加尿液内钙的排泄量，但却可以降低尿液内草酸盐的排泄，从而使得尿液内草酸盐及钙的比值明显降低，反倒不易形成草酸钙结晶。因此，从预防肾结石的角度说，多喝高钙饮品并没什么错。

豆奶、豆浆这类饮品也富含钙质、蛋白质及嘌呤，对人体善莫大焉，但人们担心它们会增加患肾结石的风险性。没错！豆类饮品的确可能增加患肾结石的风险，但那却是由豆类中的草酸盐所导致的。所以别担心，高营养的豆类饮品对正常人来说没有任何问题，只不过患肾结石、痛风的人还是应该少喝为妙。

虽然同是结石，但肾结石和胆结石的差别却很大。胆结石成分多以胆固醇为主，而且多以肥胖女性好发，男女发病率之比约为1：2。胆汁是一种非常复杂的溶液，生理状态下，各种胆汁酸盐、胆固醇、卵磷脂都能溶解在其中。当饮食习惯、营养结构改变或胆道病变时，胆汁内的脂质代谢常出现异常，进而可能形成结石，它同样与补钙无关。

双酚A的致癌迷思

“致癌杀手就在身边，买东西时不要索取更不要碰触购物小票……”近期，一条关于化工原料双酚A可能致癌的新闻不胫而走。不少媒体在报道时提到：“美国环保组织环境工作组（EWG）研究发现，购物收据或自动柜员机打印的单据都含有毒化学物质双酚A，即使只是接触收据，双酚A也能经由皮肤进入人体，长期接触会严重扰乱人体激素分泌，甚至可能致癌。”

这条新闻的快速广泛传播，与其貌似顺理成章的简单逻辑不无关联。在标题化阅读时代，人们的想法大致是：购物小票、自动柜员机凭条含有致癌物，我们都不可避免要接触，那致癌物就在身边啊，这真的是太危险啦！不少媒体报道喜欢夺人眼球，却很少做深度探究。因此，这条新闻最后呈现的模样很可能是：“购物小票有毒，以后千万不能拿！”

事实上，EWG的网站突然发布这条消息，与2010年7月11日瑞士官方食品管理机构发表在《分析与生物分析化学》（*Analytical and Bioanalytical Chemistry*）杂志上的研究大有关联。瑞士研究者检测了

13种热敏打印纸，发现其中绝大多数含有双酚A。用食指和中指捏住含有双酚A的购物小票5秒钟，手指上便会沾染几微克的双酚A；当手指湿滑或油腻时，沾染量将是10倍以上。双酚A是否可以通过皮肤被人体吸收还未有定论，但已经确定的是，它进入皮肤并达到一定深度后便再也不能被洗脱。

于是EWG找来36张购物小票，它们来自美国人最常接触的沃尔玛、麦当劳及大型加油站等。结果发现，其中四成含有双酚A，含量约是罐装食品包装的250倍以上。不过EWG也解释说，购物小票的双酚A含量更高并不代表相关机构应该将注意力从双酚A含量低微的食品包装上转移。

美国化学理事会也声称，热敏纸票据上的双酚A暴露量比每日允许摄入最大量指标低很多。即便是银行职员或收银员，每天接触此类票据也不会对健康构成威胁。普通公民通过购物小票等接触到的双酚A含量就更低了。退一步说，即便购物小票有毒，大家也不用太过担心，少拿或不拿即可（热敏纸的鉴别也很简单，只要用指甲或硬币刮一下，能刮出铅色或黑色的便是热敏纸）。

需求是生产之母。一个不能忽略的现象是，无论你是否愿意承认，全球双酚A的产量都有增无减。在网上稍加搜索就会发现，各地不时有双酚A化工原料生产项目投产的新闻。几年前的一个统计显示，全球每年生产的双酚A总量超过5亿吨。作为塑料制品的生产原料，它早已无处不在。

毫无疑问，双酚A早已潜伏在你我身边——就连空气中也能检测出微量的双酚A。双酚A以往被诟病最多的一点是，它存在于婴儿玩具、奶瓶和食品罐的内衬里。与成人相比，婴幼儿更有可能接触到双酚A。但美国食品药品管理局（FDA）认为，目前没有直接证据表明双酚A会对婴幼儿健康造成危害，但潜在风险也不容忽视。换言之，在得到确凿结论前，FDA并不会将其一棒打死，而是折中建议“采取行动减少它在食品中的使用”，并鼓励开发新型替代产品。

公众亟须明白的另一件事情是，某些化学物质在极大剂量下才会产生毒性，日常接触量并不会引发中毒或癌症。毒理学上有个著名的“巴拉塞尔士原则”，即所有的物质都是毒物；在某种剂量下，它们都可致命。这与“过犹不及，适量即可”的道理也是相通的。

《吃的真相》一书的作者云无心也曾谈道：“在美国，双酚A就是被当作一种食品添加剂来管理的——不是说它会被加到食品中，而是考虑到它在容器中的存在可能扩散……如果人类在通常情况下的最大摄入量远低于‘安全剂量’，就可以认为这种物质的使用是安全的。”事实上，人们在日常生活中接触的双酚A离产生毒性的警戒线还非常远。

2009年11月，世界卫生组织与联合国粮农组织就双酚A的安全状况发布报告，其中写道：“动物研究尚未提供令人信服的证据表明接触双酚A有致癌风险。”不过，这两个组织亟须再次磋商双酚A的安全性。总结起来看，现有证据表明，关于日常接触量的双酚A与癌症的关系还没有定论。

照我看，与其关注可能致癌但未能确证的双酚A，倒不如关心自己的饮食。很多我们以为安全的食物倒可能存在风险，而且并不比收银小票里的双酚A低。比如说，腌制和烧烤食品就可能含有致癌物质，如亚硝酸胺或苯并芘，而苯并芘是已确证的三大强致癌物之一。

相较于看不见摸不着的癌症，眼前活色生香的美食诱惑的害处似乎更大，人们在照吃不误的同时也喜欢拿“巴拉塞尔士原则”来搪塞。在某些大中城市，结肠癌的发病率已跃升至恶性肿瘤第三位。不少研究表明，这与人们饮食习惯的改变和不合理化有关系——人们吃得更精细，摄入的蛋白和脂肪越来越多，摄入的纤维素却越来越少。

拒绝一种美食或改变旧有的饮食方式是件成本很高的事。购物小票并非生活必需品，拒绝它所要付出的成本也很低廉，只要账目收讫清楚，购物小票的确可以不拿，这样既节约又环保，还不用担心沾染双酚A。

瘦肉精真的那么可怕吗?

2008年，广州的一系列瘦肉精中毒事件一度被炒得沸沸扬扬。据《南方都市报》载：“截至3月18日，广州市累计接到21宗疑似瘦肉精中毒事件报告，发病共67人”，并提到中毒市民“颤抖、心跳加快且伴有头晕、恶心等症状”。这并非瘦肉精首次作恶犯乱。2005年，上海曾发生过300多人瘦肉精中毒事件，相信很多人都对此记忆犹新。

这年头，想吃块靠谱、美味的猪肉咋就那么难?

瘦肉精，顾名思义，作用就是能让猪多长瘦肉。它是一类药物（目前主要是盐酸克伦特罗和莱克多巴胺）的统称。最初，盐酸克伦特罗被用于治疗哮喘，但因副作用大而逐渐被医生弃用。20世纪80年代，美国人意外发现它竟然能促进蛋白质合成，提高猪的瘦肉比率。考虑到人们大都喜欢吃瘦肉，讨厌油腻的肥肉，这一情况让盐酸克伦特罗有机会在禽畜身上“大展拳脚”。

猪饲料中的盐酸克伦特罗通常是人正常用药剂量的10倍。长时间使用后，它们很容易在猪的内脏器官里蓄积残留。这是人出现瘦肉精中毒症状的原因。换言之，中毒其实是人体内药物过量。瘦肉精多属β-受体激动剂，受体被激活后，人就会像“打了鸡血”一样——心脏兴奋起来，心跳加快、血压升高，严重者会出现本文开头介绍的症状。

目前，大多数国家均已禁止在畜禽饲料添加盐酸克伦特罗，因为它的副作用实在太大。不过，另一种瘦肉精莱克多巴胺却并未退场。在年人均消费猪肉30千克的美国，餐桌上的猪肉里多多少少都含有这种物质。

1999年年底，美国食品药品管理局（FDA）批准将莱克多巴胺添加于猪饲料中。它毒性低、代谢快、较少蓄积，更安全高效。如今，美洲和亚洲的24个国家，比如美国、泰国等，均允许使用培林（这是莱克多巴胺的商品名）来提高猪的瘦肉率。不过，这有一个硬性前提：猪肉上市前，培林残余量须低于50ppb[①]，以免造成人体中毒。这个标准相当于允许每千克猪肉中含有50微克培林。加拿大、世界卫生组织、联合国粮农组织等国家或者机构都允许使用培林，其残余量允许范围在10～40ppb之间。日本虽然禁止本国产猪肉中含瘦肉精，但允许进口猪肉中含不超过10ppb的培林。

在中国，任何类型的瘦肉精均被禁止使用。猪的理想是身体健康，先长骨架、再长肉，最后养膘。养猪人的理想是，让猪多长些瘦

① ppb即parts per billion，十亿分之一。

肉，卖个好价钱。其实，培林并不是坏东西，关键是用量的把握。有数据表明，在每吨饲料中添加18.5克培林，就可以使一头200千克的猪的蛋白质产量提高24%，脂肪减少34%之多。

有时，运动员会莫名其妙地被瘦肉精陷害。北京奥运会前，欧阳鲲鹏和美国泳将哈迪均因瘦肉精尿检呈阳性而被禁止参赛。瘦肉精属蛋白同化制剂，能减少酮体脂肪合成，被世界反兴奋剂机构禁止。事实上，运动员很少服用这种“低端产品”，尿检呈阳性者多数是吃路边摊烧烤造成，十分无辜。

关于猪肉还有不为人知的隐秘——猪饲料添加剂中含有抗生素，而其应用历史已近60年。给猪吃抗生素，主要目的不是抗菌防病，而是让其长得更快以节省饲料。当然，养殖户也会有更丰厚的获利。人使用抗生素会出现耐药性，猪也会，而且猪使用抗生素的潜在隐忧也很大——动物细菌难以控制。若传染给人，将为治疗造成极大困扰，2005年，四川省部分地区发生人感染猪链球菌病就是一例。

食品添加剂值得信任吗?

隔三岔五，食品安全问题总会冒个头，食品中添加的各种成分也一再成为坊间热议话题。所谓食品添加剂到底是什么，真会对健康构成威胁吗？健康与食品的色香味之间，人们该如何抉择?

种类知多少

从广义上来看，所有加入食物并起特定作用的物质成分都可叫作食品添加剂。没错，厨房里的盐、糖、醋就可视为食品添加剂。然而，食品添加剂通常更多指向食品生产领域。按照1995年通过的《中华人民共和国食品卫生法》中的定义，食品添加剂是“为改善食品品质和色、香、味，以及为防腐和加工工艺的需要而加入的化学合成或者天然物质”。

食品添加剂家族种类繁多。目前，中国许可使用的食品添加剂品种已达1513种；而美国则有2500种以上的不同添加剂，应用于20000种以上的食品中。食品添加剂中的老三样——香精、色素、防腐剂，人们已耳熟能详，而很多默默无闻的添加剂，也在为食物“增光添彩”。

作为食品的“附属物”，添加剂实则能发挥积极的作用。冰箱中的鲜蔬果汁存放了三天却没有分层，全靠提高黏度的增稠剂；分散剂和表面活性剂能让咖啡伴侣均匀散入整杯咖啡；女生喜爱的酸奶和冰激凌，其众多口味都要靠香精打理，好看的颜色则全凭食用色素。

再将目光转向厨房，仔细看看酱油瓶的标签。配料表上你所不熟知的谷氨酸钠、焦糖、山梨酸钾、5-核苷酸钠等就是添加剂。老抽酱油颜色浓重，那是添加了焦糖色素；有些酱油味道鲜美，那是添加了鲜味剂（谷氨酸钠和核苷酸钠）或氨基酸水解物；能保质6个月，则是防腐剂山梨酸钾或苯甲酸钠的功劳。

口香糖更是食品添加剂的“大会演”。随便拿起一瓶某品牌口香糖，配料表上会有一大串我们看不懂的化学物质——木糖醇、安塞蜜、山梨糖醇、胶母糖基础剂、阿拉伯胶、增稠剂、磷脂、香料、甘油、二氧化钛、甜味素、被膜剂、抗氧化剂。这里面，木糖醇、安塞蜜、山梨糖醇属于人造甜味剂，不含糖分，这也正是他们宣称“有益牙齿健康”的原因所在；胶母糖基础剂、阿拉伯胶、增稠剂则能保持口香糖内树脂的可塑性，增加咀嚼感；是薄荷还是柠檬草口味，则取决于香料的添加；另外，口香糖表面有被膜剂，具有保质保鲜、上光防水的作用；抗氧化剂能防止其潮解和变质；口香糖不同的颜色，则仰仗各种色素的稳定发挥，柠檬黄靠柠檬黄铝色淀，蓝色则靠亮蓝铝色淀。

食品添加剂的出现让食品生产商狂欢，它们犹如神奇魔术手，

“点石成金”般地改变了食品生产的面貌，且对满足人类的“口腹之欲”贡献良多。难怪有人说：“没有食品添加剂，生活虽能继续，但会暗淡乏味、乏善可陈。”

真的安全吗？

人们现在犯难了，既然离不开食品添加剂，那它究竟安全吗？

首先是天然与合成之争。

现代人崇尚自然，认为天然的总比人工合成的安全、健康。没错，有些天然产物的确比人工合成的好。以抗氧化剂和增稠剂为例，目前，抗氧化剂产品研究早已转向天然，如天然维生素E、类黑精、红辣椒提取物、生姜提取物等。增稠剂也通常来自藻类、植物纤维，或从细菌分泌物中提取而来。此外，许多色素、香精以及作为乳化剂的卵磷脂也来自植物。

然而更多时候，食品添加剂都需通过化学合成获得，如乳化剂、防腐剂、消泡剂、糖替代品、食用酸碱等。化学合成的物质，分子结构清楚，纯正度高，更容易调配添加。而天然的食品添加剂成分较为复杂，或含有杂质，不同批次间稳定性不尽相同，因此，其安全性评估起来会更加困难，添加剂的纯度和一致性也难以保证。

其次是有害与无害之争。

一种物质被添入食品，首先要考虑是否对人体有害。很多化学物质都能增稠、染色、添香、乳化、消泡，但只有通过食品安全性检验和毒理学测试后，方被允许加入食品。番茄酱的红色要靠番茄红素获得，而苏丹红——能让动物致癌的工业用染色剂，则必须禁用。

使用食品添加剂还必须符合食品等级生产流程，盐酸、醋酸、烧碱既是工业原料，也可作为食品添加剂使用，但应用于工业时，其产品可能含有害成分，纯度或许不够，这种等级的产品不能用于食品生产。此外，食品添加剂的用量也有限制。在美国，广泛使用的乳化剂SSL的使用浓度不得超过0.15%。

最后是食品生产商可信与否之争。

综观各路新闻，导致食品添加剂安全危机的症结在于某些食品制造商并不严格遵守食品安全生产法规，使用添加剂超标或违规添加工业用原料，进而威胁人们的身体健康。许多小作坊或厂家，对色素、乳化剂的使用“跟着感觉走”，没有标准量化；为节省成本，有些厂家会添加大量功能相似的工业用化学物质，代替合格的食品添加剂。

上述种种，无疑让人们忧虑。从食品工业角度看，食品添加剂既然能够进入食品生产领域，必然是经过严格试验，并被证明是安全可靠的。然而，随着科学研究的深入，食品添加剂的安全性仍备受争议，惹人注目。一些使用多年的食品添加剂正风波不断。

那些被指责的食品添加剂

在面临信任危机的食品添加剂中，人造甜味剂首当其冲。

现代人为了健康，极力减少糖的摄入量。对糖尿病患者来说，糖分更无异于“毒药”。因此，那些具有甜味的糖替代品——糖精、阿斯巴甜成为食品中的常客。然而，一些研究信息指出，人造甜味剂如糖精可能引发膀胱癌；阿斯巴甜等人造甜味剂还有其他危害和副作用；甚至，多发性硬化症、阿尔茨海默病、脑瘤、神经错乱及其他健康问题的最后黑手都是人造甜味剂。

1879年合成的糖精无疑是人造甜味剂的鼻祖。糖精甜度极高，是蔗糖的300~500倍。但没过30年，糖精是否有害的争论便开始了。

1960年，一项研究表明大量食用糖精会导致膀胱癌，随后不同研究也表明糖精可能是一种导致动物癌症的物质。1977年，加拿大禁止了糖精的使用，美国迫于公众对糖精甜味的喜好而未禁止。随后，大规模研究表明，糖精与人类癌症发生没有严格关系；糖精导致动物癌症的作用机理在人体中并不存在。2001年，克林顿总统签署法令，撤销了含糖精食品必须标明可能致癌的要求。目前，许多国家均允许使用糖精，仅对用量有所限制。

另一种广泛使用的人工甜味剂——阿斯巴甜，更是饱受批评。它于1965年被发现，现广泛应用于无糖可乐、口香糖等上千种食品中。但在最初，有研究认为它可能与脑肿瘤的发生有关，促使FDA迟迟未批准将其作为食品添加剂使用。1980年，FDA召集独立公众调查委员会，他们的调查未发现其与脑肿瘤有关。1994年，阿斯巴甜在欧洲全面获批；1996年，FDA也取消了对阿斯巴甜的限制，允许其在任何食

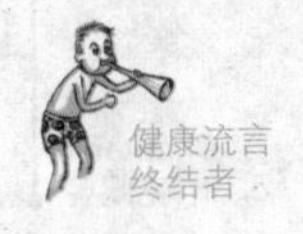

品中使用。

2002年，欧盟科学委员会在审查了大量关于阿斯巴甜安全性的研究后，再次确认批准使用。但是，尽管如此，针对阿斯巴甜的批评质疑依然不断，仍有研究指出其潜在的健康危害。

人们很少知道，喝咖啡时常需加入的咖啡伴侣也曾饱受诟病。原来，在西方传统的咖啡饮用习俗中，咖啡需添加热的全脂牛奶。这就要求牛奶来源新鲜，还必须防止变质，所以并不方便使用。20世纪60年代，雀巢公司开发了固体的"牛奶"，被命名为"咖啡伴侣"。它呈干粉状，里面含有酪蛋白和小分子乳化剂，还含有一些碳水化合物以改善口感。

一小包咖啡伴侣便能替代一杯牛奶，人们戏称其为"奶精"。后来，人们发现半固体的油类生产出的咖啡伴侣稳定性更高、口感也更好，而某些植物油经部分氢化后，其理化性质便能满足此要求。由此，氢化油开启了奶精生产的新时代。

随着研究的深入，人们发现氢化油含有高浓度的反式不饱和脂肪酸，其对人体没任何益处，还会增加心血管疾病的发生风险，奶精的生产面临窘境。美国FDA审查研究后认为，正常人每天摄入2克反式不饱和脂肪酸，对身体健康并无明显影响。FDA进而规定，一份食品（比如240毫升饮料或半杯冰激凌）中，反式不饱和脂肪酸含量若低于0.5克，便可标注为"不含有"。而冲饮一杯咖啡所需的奶精里含有的氢化油不多，也无潜在的健康之虞。

人造甜味剂和奶精所遭受的质疑，无疑是食品添加剂发展历程的最好例证。随着科学的发展进步，更多研究和发现终将令食品添加剂的使用更加安全、可靠、合理。

法国悖论，其实你也可以做到！

“法国悖论”一直是营养学界的一个热点话题。对于一般意义上的健康生活方式，法国人与之相关度不大，但他们的心血管病发病率却相对较低。一些人认为这与法国人嗜好葡萄酒的生活习惯有关。不过，有人对相关数据进行细致挖掘后又发现，葡萄酒不是造成“法国悖论”的主要原因。

那么，“法国悖论”究竟是由什么原因造成的呢？曾在美国多所医学院任职的大卫·凯斯勒（David A. Kessler）博士在《饕餮的终结》（*The End of Over Eating*）一书中对这个热点话题进行了详尽的分析，指出法国人用餐时间更长、点餐分量更小或许是造成他们心血管疾病的发生率和心脏疾病病死率较低的关键。

首先，食物的分量大小与条件性过食有关。简言之，大份的食物常让人不自觉地多吃。美国人特别喜爱大份的食物。2003年，美国费城大学和法国国家科学研究中心的联合研究发现，美国的食物分量比法国的大25%。这一情形几乎遍及所有餐馆，如必胜客、硬石餐厅、中国餐馆，就连小酒馆和冰激凌店也不例外。

研究者还对两地的餐饮指南和烹饪书分析了一通。知名餐饮指南Zagat的费城版和巴黎版显示了两地饮食风格的差异。费城食评家更喜欢评点大份的食物，设有自助餐的餐厅备受推崇；巴黎的食评家则压根不提这些。在美国的主妇烹饪书里，重点通常是如何做出一桌肉类丰盛、蔬菜寡淡的菜肴来。

法国神经科学家威尔·克洛尔（Will Clower）在《关于脂肪的谬误》（*The Fat Fallacy*）里则将“法国悖论”细化为几个关键词，除慢进食、小分量外，还包括更喜鱼肉、进食好脂肪、低糖、少零食、拒绝美式食品（碳酸饮料、油炸类）。

法国文化和传统习俗也与这一悖论有关。过去，法国人每天固定进食2～3次，两餐间不吃点心零食。巴黎迪尤医院的肥胖研究者弗朗斯·贝利叶（France Bellisle）说，法国人打小就知道这一条。而在非午晚餐时间，法国餐馆甚至不开伙服务。此外，法国学生也更老实，他们在课堂上压根没有喝咖啡、吃甜甜圈和巧克力的经历。

当然，“法国悖论”并非不可打破。贝利叶指出，小吃店、快餐店如雨后春笋般矗立于巴黎街头，法国人良好的膳食结构和习惯正受到冲击。原本的膳食习惯被打破后，“因饥饿而吃”终将被“为吃而吃”所替代。人们开始变得肥胖，而肥胖无疑是心血管疾病的独立危险因子。

大卫·凯斯勒是克林顿当政时的美国食品药品管理局局长。这位曾同美国烟草公司斗争的医学博士在面对几块美味曲奇时却会变成

“软蛋”。不过，面对周围越来越肥的人群，他痛定思痛，开始探究人何以爱享食物，身体发福。

凯斯勒指出，现代人的肥胖，多归因于食物太过好吃。好吃的关键要素是糖、脂肪和盐的合理搭配。现代食品工业的“阳谋”，也正是将三者的搭配推向极致。同时，人的天性脆弱——美食是大脑难以抵御的天然诱惑。换个角度看，一切减肥方案必然包括能量控制，其中一环正是“减脑”：减少大脑对食物的欲望。或许，这将是未来保持膳食平衡、合理减肥的好策略。

多吃糖会让人变笨吗?

糖给人的味觉体验是甜，而甜是人类的基本味觉之一。嗜糖如命是人的天性，人们喜欢吃糖，因为吃糖能够使人快乐起来。可也有研究认为，“多吃糖可能会让你变笨”，这一下子让人摸不着头脑了，这种说法可信吗?

吃糖曾经很奢侈

先来看看我们热爱吃糖背后的科学道理吧。在远古时代物质和生活极端匮乏的条件下，糖为人类祖先战胜饥饿提供了巨大的帮助。经过千万年的演化，人体本能地知道它是好东西，摄入一些糖能让人更好地活下去。

今天的人们不费什么气力就能获得糖，可这种情况的出现是在晚近时期，哪怕是在几百年前的欧洲，糖依然是种稀缺物品。美国学者西敏司（Sidney W. Mintz）在《甜与权力》（*Sweetness and Power: The Place of Sugar in Modern History*）一书中就曾谈到，食用糖是一种身份地位的象征，是一种舶来的奢侈品。

吃糖的好处有很多。比如说，当你感觉头晕脑昏出冷汗时，这很可能是低血糖的症状。此时，只消一杯牛奶、几块饼干或者一颗糖果，就能消除上述症状。因为其中含有的糖分能被快速吸收入人体，提升人体血糖浓度，释放能量，缓解低血糖的症状。

吃糖可以让人心情好，从科学上也能说得通。糖分被摄入人体后，会刺激大脑产生5-羟色胺与多巴胺，此类内源性物质对人体情绪、食欲、性欲及睡眠都有一定程度的影响，对保持人们的快乐情绪起到有效的作用。换句话说，一颗糖果有时胜过千万句安慰的语言。

真的会让人变笨?

糖是碳水化合物的一种，它能释放能量，是人体必需的一类重要物质，是维持大脑功能的能量来源。糖的家族非常庞大，普遍存在于食物里。从早餐里的稀饭馒头、牛奶面包到各色水果，都有糖的身影。至少在2000年前，印度人就通过蔗糖结晶的方法来生产糖。

遗憾的是，美国加州大学的科学家却告诉人们，长期大量摄入糖分有可能影响大脑的认知能力。在全球肥胖率第一的美国，“吃糖会让人变笨”的研究结果，让不少人大吃一惊。美国有些州甚至准备出台政策，考虑对含糖的加工食品增加税收。如此一来，含糖饮料及饼干等食物价格上涨，就会无形中增加消费者的购买成本，美国某些州希望以此来抑制人们对糖的嗜好。

在我们全盘盲信实验结果前，先来了解一下这个结果是如何得到的。加州大学洛杉矶大卫格芬医学院的神经外科专家费尔南多·戈麦斯-皮尼拉（Fernando Gomez-Pinilla）等人在实验室里养了两笼大鼠，为了让大鼠发生代谢障碍，研究者用高果糖玉米糖浆兑水来饲养它们，于是它们变成了代谢综合征动物模型。不过，其中一组大鼠还被同时喂食了omega-3脂肪酸。6周后，令人惊奇的结果出现了。单纯食用糖水的大鼠开始显得更加迟钝，它们在迷宫实验中表现差劲，基本无法逃脱迷宫“魔爪”；而同时喂食omega-3脂肪酸的大鼠，表现却好转起来。根据这个结果，研究者提出，长期高糖饮食会减弱大鼠的学习和记忆能力。

这个结果被推而广之，就被说成了“多吃糖会让人变笨”。不过，在大鼠身上得到的研究结果是否可直接沿用到人体身上，需要打一个问号。人体和大鼠存在着巨大的差别，人也很难像大鼠这样疯狂地长时间摄入大量糖分。

换而言之，吃糖是否让人脑子变笨，是一个还没有确定答案的问题。

它会让你上瘾

不过，多吃糖有其他的坏处。糖是碳水化合物的代表，多吃糖会摄入过多能量，这无疑是人变胖的原因之一。在物质生活愈发富有的现代社会，糖已是司空见惯，并成了我们的烦恼——无论现代人已经多么胖，依然无法拒绝糖。

尽管尚无充分证据表明，多吃糖与Ⅱ型糖尿病的发生有必然联系，但并不排除这种可能。同时，多吃糖可能间接导致身体代谢及糖耐量异常，促进高血压、高血脂、胰岛素抵抗及衰老的发生。甚至吃糖也可能会“上瘾”。这话的意思是，当你只要吃不到甜食就浑身难受时，那就得小心了。难受症状包括焦虑、颤抖甚至是出冷汗。此时，你需要摄入比以往更多的糖，来让身体得到满足。

总之，糖并不是坏东西，关键是适量摄取。糖与生活里的大多数食物一样，具有“适量有益，过犹不及”的特点。在营养学上，人们每天所需糖分若换算成精制糖，大约为60克左右；对于儿童及老年人而言，则应适当减少糖的摄入。

解酒药让你千杯不醉?

对酒当歌，人生几何！现今，酒已成为入世的实用主义者，成为人际交往的必要环节。酒事即人事，酒品即人品。但各种问题也随之而来：喝酒脸红的人，是否意味着酒量大？提升酒量，到底有没有诀窍？市面上流传的解酒药，真的能让你千杯不醉吗？

脸红≠酒量大

喝酒上脸，一喝酒脸色就像关公的兄弟们，你们得小心了。酒桌上常用来劝酒的辞令“脸红说明代谢快、酒量大”，其实并无多少依据。事实上，科学研究的确凿回答是，喝酒脸红反而是不能喝酒的表现。

背后的缘由还得从酒精代谢说起。人们饮酒作乐，不管是白酒、啤酒、葡萄酒，其实入肚的主要是酒精，更专业的叫法是乙醇。一个满杯昂头倒入嘴里，人可以把拼命三郎劲儿表现得十足。可随后，酒精在体内所发生的一切化学反应，却由不得你来控制。

2008年，德国海德堡大学的科学家发现，在饮酒6分钟后，脑细胞即会出现变化。他们找来8名男性和7名女性志愿者，要求是用一根吸管喝下一杯酒，随后接受大脑核磁共振扫描。这杯酒所含的酒精量相当于三杯啤酒或两杯葡萄酒。它能使普通人血液中的酒精含量达到0.05%～0.06%——影响正常驾驶能力，却又不至严重醉酒。简单点说，只需要6分钟，你就能体会到“上头”的感觉——酒精已抵达大脑，并对大脑产生作用。

作为一种化学物质，酒精主要在肝脏内被分解代谢。首先，乙醇脱氢酶将它“撕裂”为乙醛；此时，决定你脸红与否、酒量大小的关键因素闪亮登场了，那就是乙醛脱氢酶。它能将乙醛转化为乙酸。最后，乙酸变成二氧化碳、水，排出体外。

在上述环节中，如果乙醛脱氢酶出了纰漏——数量与活性不足，就会导致乙醛过多蓄积。乙醛可比乙醇毒辣得多，只消一丁点量就能让人醉态连连，表现为面红耳赤、头晕目眩。事实上，喝酒后人体所产生的诸多反应，就是乙醛在作怪。有些人酒量大，很大程度上是由于这种酶相对够用而已。而乙醛脱氢酶的数量和活性相对较低的人，由于酒精不能被快速代谢，其体内就会发生乙醛蓄积，更容易出现醉酒症状。因此，一旦听信“脸红说明酒量大”的俗话，可就上了贼船了。

“亚洲红脸”与喝混酒

与欧美人士相比，亚洲人在饮酒后更容易出现“上脸”反应。这被称作特征性的“亚洲红脸”，更学术的称法是“酒精性脸红反应”。事实上，有近半数亚洲人会酒后红脸。若仔细追究，其实是基因在作怪。研究已发现，亚洲人的乙醛脱氢酶基因出现变异，从而导致这种酶相对不足，欧美人士却极少出现。这也意味着，欧洲人大多比亚洲人能喝得多。

有数据显示，60%的白种人较能喝酒，60%的黄种人不能喝酒，黑种人则对半开。国内也有调查提示，在乙醛脱氢酶基因缺陷人群中，女性比男性所占比例大，南方人比北方人占的比例大。据此我们可以做出不那么厚道的断言：男性大多比女性能喝，北方人也常比南方人酒量大。

不过，酒像是人际交往的必要环节。换言之，酒事即人事，酒品即人品，谁都不愿意承认自己酒量差。如果你喝酒经验丰富，“三中全会”、“深水炸弹”之类的提法，你应该不会陌生。人们常说“喝混酒容易醉”，这有没有科学依据呢？

事实上，喝混酒易醉，并不是由于不同酒水的先后混喝造成的。背后的主要原因是，喝混酒时人们更容易不由自主地多喝，人体摄入的酒精量也更多。下一次，当你不得不混酒喝时，主动控制饮酒量，便无形中减少了酒精的摄入，也便没那么快醉倒！

还有说法称，先啤酒后白酒，容易醉得快。理论上，啤酒等含气泡酒水更易刺激胃黏膜，导致人体吸收酒精更快，酒醉出现得更早。可真相在于，是否酒醉与体内酒精量的多寡有关，与酒水的具体种类关联并不大。换句话说，喝5瓶啤酒可能等同于4两白酒，两者所含酒精量相同。事实上，只要含有酒精，不管喝什么、怎么喝，喝到一定程度后，酒醉是必然的。

酒量是否天生?

酒场像是某种形式的战场。一直以来，许多人都认为酒量是练出来的。2008年12月，美国《国家科学院院刊》的一项研究却表明：酒量多寡、是否嗜酒绝非后天锻炼养成，而是由“饮酒基因”所决定。这种神乎其神的基因能影响人对酒精的反应，从而决定这个人是否能喝酒、爱喝酒。

很多身临酒场的人似乎并不认同这个结论。但美国加利福尼亚大学的科学家是通过严肃的实验得出上述结论的。在掰扯每个人的喝酒史前，先看看这项研究的具体内容吧。

首先，他们培育出一种爱喝酒胜过喝水的老鼠，证明了喝酒这种习惯具有遗传性。也就是说，喜欢喝两口至少是与基因有关系的。不过，这项研究是在老鼠身上做的，人是否也这样呢？接着，他们设计了一项酒精挑战赛，要求300余名受试者在8分钟内喝下一份浓度为20%的酒精溶液。受试者在一饮而尽后还需填写表格，记录酒后的各种感觉；与此同时，他们还利用一种特殊仪器测量受试者酒后身体的晃动程度，来反映醉酒程度。

科学家发现了有趣的现象。受试者的基因扫描结果显示，在第15号染色体上有部分基因与喝醉程度紧密相关，科学家将其标定为“饮酒基因”。研究者雷蒙德·怀特（Raymond White）认为基因调控酒量，在经过复杂的变化过程后，它能影响人们对酒精的反应。

更有意思的是，饮酒基因能够遗传。但这并不完全表示，老爸能喝一斤，儿子肯定喝得了八两。首先，研究者还不能确定的是，这种遗传是否会受到后天环境的影响。“人在江湖，身不由己”的道理，大家都懂。其次，基因虽能遗传，但它能起到的作用有多大还不能确定。

可以看出，酒量与基因有关，还受环境影响。在喝酒这事上，谁都能推杯换盏一下，亲身经历醉酒的人更拥有发言权。此外，喝酒也与文化、地方习俗挂钩。因此，难以简而化之地用科学理论来解释酒量大小。

不倒有诀窍？

觥筹交错前，主持者常会说：先吃点东西，垫垫肚子。人们的常识是，空腹饮酒的话，酒量会大减，也容易醉酒。长久的酒桌征战史也告诉人们，甫一上桌，就该像恶狼扑食一样，埋首低头地猛吃一番——多吃高脂肪食物，多喝水或用酸奶垫底，能让人不容易醉酒。

仔细推敲，这有一定道理。首先，饮酒前多吃食物有助于延缓酒精在胃和肠道的吸收，能使大部分酒精与食物混合，降低单位体积内的酒精浓度。换言之，食物此时就像是缓释胶囊——原本十分钟就吸收一空，现在可能被缓慢延长了。这意味着，体内的酒精在吸收与代谢间，建立起一种稳定的平衡状态。此时，血液内的酒精含量让人微醺，但尚不足以让人醉倒。

作为一种小分子化学物质，乙醇能自由透过细胞膜。这意味着，当它从口腔起始，经食道进入胃、肠后，便能迅速进入血液循环。从医学角度讲，酒精入肚，在5分钟左右即可进入血液。一般来说，饮酒45分钟内，血液中的酒精浓度会达到顶峰，某些人可能要再喝30分钟才达到最高浓度。这就与酒精是否被延迟吸收很有关系。如果“肚里有货”，如脂肪（肥肉）、高蛋白和高纤维食物，就能延宕酒精在胃内被吸收的过程，延缓酒精浓度峰值的到来。另一项小提示是，碳酸饮料和高温将会使酒精的吸收加快。

解酒无良方

医学上，醉酒被称为酒精性中毒。酩酊大醉后，很多人言之凿凿地告诉你解除醉酒或宿醉的独门妙计：喝浓茶、服用保肝药、吃香蕉或多喝水等。其中一些，你肯定尝试过。不知你有没有想过，这些招数真的有效吗？

很不幸，没有科学证据表明这些方法有用，有些甚至是有损健康的。解铃还须系铃人！事实上，醉酒从根本上说是饮酒所致，要想杜绝醉酒，那就要远离酒瓶，或者少喝为妙。一味求助各种并不靠谱的解酒秘方，实在有点舍本逐末的意味。说得狠一点，那是自作自受。

早在2005年，英国和荷兰的科学家就通过实验验证过常见的解酒方法。这些办法包括3种药物、4种食疗方法等。结果显示，人们常用的解酒方法对缓解醉酒后某些症状（如恶心、头痛）有一定作用，但不能解除醉酒状态。换言之，它们只能起到一定的安慰作用，要起到切实的解酒作用，几乎是不可能的。

目前，打着解酒名号的药物有很多。结婚喜宴上的新郎、夜店的常客可能都使用过。恼人的是，医学上并无真正意义上的解酒药。吹得神乎其神的药效，其实只是给饮酒者心理暗示——吃了解酒药不容易酒醉，即便多喝三五杯也会感觉良好。不少打着解酒旗号的保健品，若仔细看成分说明，大多是L-谷氨酸与维生素C。事实上，这些本来就存在于日常的食物之中。如果你相信它们有效的话，还不如多吃两口菜呢。

有些解酒药的使用说明中会有“本药品药效强劲，服用时请同时饮用两大杯水，睡前再饮一杯”之类的话。实际上，这些药品的“神效”已不重要，重点在于你喝了很多水，被人体吸收后，扩充了血管容量，从而降低了血液里的酒精浓度，一定程度上缓解了醉酒后的口干和胃部不适症状。有些人还会在饮酒前服用达喜等胃药，它们也只能对饮酒产生的胃黏膜烧灼感有一定的缓解作用。

标榜着解酒功效的药物，多半只起到安慰剂的作用。解酒药多含氨基酸、维生素和各种活性酶，顶多有缓解头痛、恶心的作用，但绝不会使你酒量倍增，千杯不醉。当你酒醉瘫软、心中茫然时，最好的药物是时间。身体需要时间来代谢清除超量的酒精。

Chapter Ⅱ

爱与宅

Chapter Ⅱ

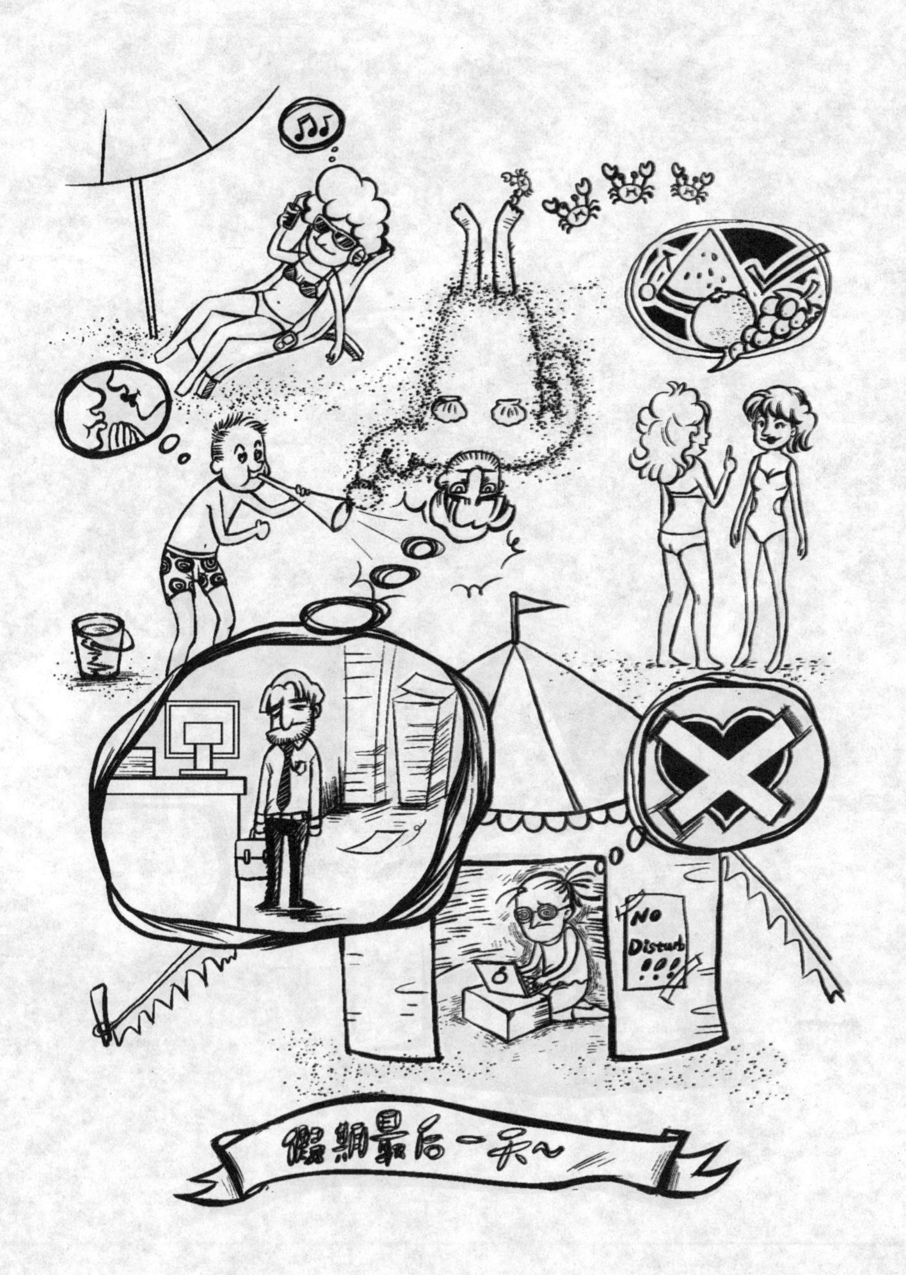
NO
Disturb
!!!
假期最后一天~

越宅越抑郁

2009年11月11日，德国足球队“最强铁闸”门将罗伯特·恩克自杀——被抑郁症摧垮。此前不久，中国歌手陈琳因严重抑郁症跳楼身亡。更早之前，来自湖南、浙江两所高校的两位海归博士也同样因为抑郁而分别跳楼、沉江。高知群体与名人的一系列自杀新闻，让人扼腕之余又瞠目结舌，他们何以自结生命？抑郁真的如此凶猛？

半数人一生中曾罹患抑郁症

作为常见心理疾病，抑郁症包括一系列症状和行为表现。抑郁症患者被认为是“世界上最消极悲伤的人”，与常人相比，他们更偏于安静、话语不多、不喜欢成为焦点；他们无法充分享受生活之乐，消极待人接物，缺乏自信并倾向于悲观厌世。

据世界卫生组织（WHO）的保守估计，人群中抑郁症的时点患病率（时点患病率=某一时点一定人群中现患某病新旧病例数/该时点总人口数）为3%。以此估算，国内抑郁症患病人数几近四千万。大量研究证实，30%～50%的人在一生中的某些时刻都曾是符合现代心理学诊断标准的抑郁症患者。有报告称，至2020年，单向重型抑郁症将成为全球疾病负担第二大原因，仅次于缺血性心脏病。

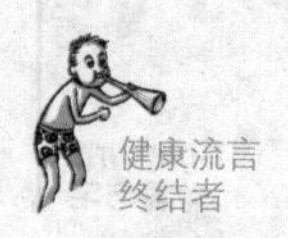

毫无疑问，抑郁症的发病率正呈逐年上升趋势。广州曾启动一项抑郁症流行病学调查，结果令人吃惊。据预测，广州市的抑郁症发病率较20世纪80年代增长了10倍以上，广东省抑郁症发病率在5%以上，患者总数达200万。相关数据表明，与10年前相比，上海市的抑郁症发病率由1%升高至4%～5%，接近美国的人群发病率。

问题是，抑郁症为何会突然之间“风靡一时”，变得如此普遍呢?

生活舒适致抑郁

近年来，可能是因为名人明星也加入了抑郁症患者的行列，抑郁症得到空前关注。其实，在人类发展史上，抑郁从未与人远离，牛顿、贝多芬、凡·高、爱因斯坦、海明威都曾受抑郁症困扰。近年来，抑郁症等精神疾患的加速出现与社会迅速发展、竞争压力的加剧不无关系。另外，人们对抑郁症的认识不断增多，知晓率升高，也使得这一疾病更为社会关注。

以往，抑郁症常被误诊为其他疾病，或被误认为古怪的性格而遭忽视。随着人们对精神健康、自由与舒适生活方式的重视，抑郁症的发生概率日趋升高（这个逻辑关系看似奇怪）。美国伦道夫-梅肯学院心理学系主任凯利·兰伯特（Kelly Lambert）在其著作《挑战抑郁症——一位神经生物学家的实践，激活大脑的康复能力》（*Lifting Depression: A Neuroscientist's Hands—On Approach to Activating Your*

Brain's Healing Power）中谈到，生活舒适导致抑郁，年轻人更易受困扰。

兰伯特认为，现今的生活方式中存在危害心理健康的因素。科技改变生活，人们在享受诸如微波炉、电子邮件、外卖食品、洗衣机所带来的便捷的同时，抑郁症的发病率也上升了。她进而指出，这一切可以从人类的进化过程的角度来解释。

古人为了生存，必须在恶劣环境下进行艰苦的体力劳动。而大脑里存在一个“努力驱动的奖赏机制”，简言之，劳动虽辛苦，但能换来愉悦感，以补偿劳动的辛苦感。现在，人类亲力亲为的事情非常少，而劳动所带来的快乐奖赏自然很少。换句话说，人类“廉价出售了自己的精神健康”。

是进化需要？

“郁闷”一度曾是网络流行语。事实上，情绪低落是人的生命历程中最正常不过的事件。从进化论角度看，这是一种自我保护机制。2009年6月，美国密歇根大学的心理学家伦道夫·奈斯（Randolph Nesse）在《性格与社会心理学杂志》（*Journal of Personality and Social Psychology*）发表研究称，情绪低落会阻止人们去做伤害心理的事情，特别是阻止人们设定那些遥不可及的目标。

举例来说，想成为股神巴菲特，对大多数常人而言，正是“那些遥不可及的目标”的一种，追求这种目标可谓是对精力和资源的浪费。当你获知成为巴菲特遥不可及时，追求超出个人能力、过于高远目标的动力就会减退；这虽然让人不爽，但从另一层面看，不再好高骛远让你保留了精力，以便追寻新的目标——做个关注大盘、理性投资的股民，或许更有收益。

从科学上来解释，适度沮丧并心生郁闷是人们应对失败的自然反应，如果这种逃避机制运转失灵或不正常，就很可能导致抑郁。

抑郁是一种调适，一种既带来真实代价，也带来真实好处的精神状态。这一观点是2009年7月美国弗吉尼亚联邦大学精神与行为遗传学中心的保罗·安德鲁（Paul Andrews）与安德森·汤姆森（Anderson Thomson）在《心理学评论》（*Psychological Review*）上提出来的。换句话说，抑郁像把双刃剑，利弊共存，祸福相依。

上述论断旨在说明，抑郁是常见而普遍的，它是进化的需要，不能算作疾病。目前，这还是一种学说，尚未被学界公认，但也并非无道理。安德鲁认为，抑郁的人常会以高度分析性的思考模式去激烈地反思问题，并持续很长时间。换句话说，抑郁者执着于复杂问题，逐个细化并且一次只思考一个。这种思考虽然高产，耗费亦不少，需要大量能量。对大鼠抑郁症的研究发现，5-羟色胺（5-HT）1A受体参与供应神经元能量这一活动，并能确保此过程不停顿。

抑郁症并非简单的一时想不开，心里不痛快。从医学上看，抑郁症是一种疾病，影响人体健康。目前，很多人把抑郁症视为一种心理疾病，这并不意味着抑郁症与人体生理完全无关。事实上，越来越多的证据表明，5-HT是抑郁症发病和治疗中的关键一环。

少宅多动

5-HT能让人产生良好情绪，对心情、睡眠和饮食十分重要。脑内5-HT含量高，人就容易快乐，若偏低则会郁郁寡欢。抗抑郁剂，正是为恢复脑内5-HT的平衡而研发的。目前，抗抑郁剂、各种心理咨询或治疗对80%以上的抑郁症患者是有帮助的。

在日常生活中，要改变脑内5-HT含量，我们并非无所作为。最简单的方法莫过于晒太阳与吃甜食。人体内多种激素均与光照有关系。简单点说，多晒点太阳，有利于"激活"大脑，产生5-HT对抗情绪低落、容易疲劳等症状。当然，特殊的"灯光疗法"也有效果。但是，家中和办公室的灯光无法提供治疗效果，他们的光照强度不够，必须到专业医疗机构去接受特殊的灯光治疗。

食物让人快乐，这也不难理解。以水果为例，它富含碳水化合物，即一般人所认为的糖。食用碳水化合物对改善心情有惊人的效果，它能刺激胰岛素分泌，协助色氨酸等进入细胞，在大脑中合成5-HT。由于色氨酸是合成5-HT的原料，这意味着多食用富含色氨酸的食物（如乳制品、肉蛋类等）可能让人更有幸福的感觉。

快乐与否和基因也存在一定关系。2009年2月，英国埃塞克斯大学教授伊莱恩·福克斯（Elaine Fox）发表研究称，他们找到了一种与情绪密切相关的基因，名为"5-HTTLPR"，它也被誉为"快乐基因”。人体内，5-HTTLPR有长短两种版本，在相同环境和事件刺激下，携带“短”版基因的人更容易焦虑、害怕，患抑郁症的风险更高；携带“长”版基因的人则不易抑郁。

2009年10月28日，在英国《皇家学会学报》（*Proceedings of the Royal Society*）B卷的一篇论文中，美国西北大学的研究人员针对29个国家的人群中抑郁症基因携带率和文化差异进行研究。结果显示，东亚国家中携带“短”版基因的人口比率虽然高，但抑郁症的发病率却远低于欧洲国家。他们分析，这可能与东亚国家的文化更倾向集体价值取向有关。在西方，人们更强调个人价值与自由。而在防范抑郁症上，集体文化无疑更具优势，能起到保护性缓冲作用。

2009年11月初，全球首项针对饮食习惯与精神健康关系的研究发布，结果让人小吃一惊！《英国精神病学杂志》（*British Journal of Psychiatry*）的研究称，平时多食用高脂肪、加工类食品的人，与多食用果蔬、鱼类产品的人群相比，患抑郁症的概率高58%。这一结果是在为期5年，追踪调查3486名55周岁左右英国公务人员饮食习惯后得出的。这意味着，少食用高糖高脂的垃圾食品，有利身体健康，也有助精神健康。

《远离灰色——谈抑郁情绪管理》一书的作者、南京医科大学袁勇贵教授曾写道：抑郁症的最危险后果是自杀。自杀，作为人类精神崩溃、自我心理防卫功能降至最低的表现，常让人感到害怕，却似乎是抑郁者的解脱之途。抑郁症患者在深陷木僵状态，毫无判断能力时，一切理性、目标、意义均不复存在。

在预防抑郁方面，兰伯特教授建议道："专注于织毛衣或者制作剪贴簿这类事情可以把你从生活压力中解脱出来，让大脑以一种有益于心理健康的方式运行。出去逛公园或者去体育馆做运动，尤其是进行一些我们认为有意义的活动，同样可以促进重要的情感神经化学物质的分泌，如5-HT和内啡肽。"

与服用药物相比，多活动能使大脑以更有意义的方式运转。或许，我们都该学学许三多的生活哲学——活着就是做有意义的事，有意义的事就是好好活着！

TIPS

何为抑郁症?

抑郁症是一种常见的精神疾病，主要表现为情绪低落，兴趣减低，悲观，思维迟缓，缺乏主动性，自责自罪，饮食、睡眠差，担心自己患有各种疾病，感到全身多处不适，严重者会出现自杀念头和行为。

抑郁症是精神科自杀率最高的疾病。抑郁症发病率很高，几乎每5个成年人中就有1个抑郁症患者，因此被称为精神病学中的感冒。抑郁症目前已成为全球疾病中给人类造成沉重负担的第二位重要疾病。在中国，仅有5%的抑郁症患者接受过治疗。

内源性抑郁症。有懒、呆、变、忧、虑"五D征"（大脑中5-HT含量相对或绝对不足）。

反应性抑郁症：由各种精神刺激、挫折打击所导致的抑郁症。在生活

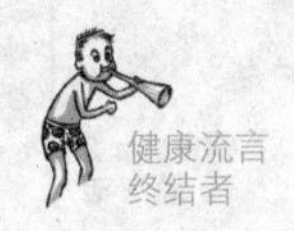

中，突遇天灾人祸、失恋、婚变、重病、事业挫折等，心理承受力差的人容易患反应性抑郁症。

隐匿性抑郁症：情绪低下和忧郁症状并不明显，常常表现为各种躯体不适症状，如心悸、胸闷、中上腹不适、气短、出汗、消瘦、失眠等。

以学习困难为特征的抑郁症：这类抑郁症可导致学生学习困难、注意力涣散、记忆力下降、成绩下降、厌学、恐学、逃学或拒学。

药物引起的继发性抑郁症：有的高血压病患者服用降压药后，导致情绪持续忧郁、消沉。

躯体疾病引起的继发性抑郁症：心脏病、肺部疾病、内分泌代谢性疾病甚至重感冒、高热等，都可引发这类抑郁症。

产后抑郁症：患者的特点是对自己的婴儿产生强烈内疚、自卑（尤其是农村妇女生女婴后，受到公婆或丈夫的歧视时）、痛恨、不爱或厌恶孩子的反常心理。哭泣、失眠、吃不下东西、忧郁，是这类抑郁症患者的常见症状。

更年期忧郁症：首次发病在更年期，常以某些精神因素或躯体因素为诱因，多有绝经期综合征的表现，临床症状以焦虑抑郁为主，智能良好。

抑郁性神经症：又称抑郁型神经官能症，是一种较轻型的抑郁症。它表现为持续的情绪低落状态，常伴有神经衰弱的许多症状，其预后较良好。

假期美不美好?

“如果生活的要义在于追求幸福，那么，除却旅行，很少有别的行为能呈现这一追求过程中的热情和矛盾。”瑞士籍作家阿兰·德波顿（Alain de Botton）的著作《旅行的艺术》（*The Art of Travel*），总是让人对旅行寄予遐想。不过，休假真的会让我们幸福吗？

毋庸置疑的是，人们认为旅行能缓解身心，它是辛苦谋生和紧张工作之外的另一种生活意义。社会学家早有主张，旅行度假是对常规生活的脱离，是个体在社会健全生活的必要条件。

20世纪70年代，哈佛大学社会学家丹尼尔·贝尔（Daniel Bell）就在其著作《后工业社会的到来》（*The Coming of Post-Industrial Society: A Venture in Social Forecasting*）中谈及，后工业社会的一大特征是注重旅游。而今，旅游度假已成为世界上最红火的产业之一。据联合国世界旅游组织（UNWTO）估测，到2020年全球预计有16亿人将身涉其间。

从广义角度看，休假是对日常工作或学习的暂停。在这段时光里，人们可发点闲呆，追求个人兴趣喜好，陪家人旅游。像大多数人一样，我非常渴望每个假期的到来——它让我幸福与兴奋。可在不少心理学家眼里，休假的地位并没那么高。

若回答旅行是否让人更幸福，需首先弄清楚何为幸福。作为评价生活质量的标准之一，几百年来幸福一直被视为哲学命题，直到近50年才成为社会心理学范畴的研究课题。

幸福从何而来？社会学家阐释过几种理论。第一种是比较理论，它认为判断自身生活质量的标准是寻找与他人的差距。另一种理论是定点理论，它认为人的幸福度是稳定难撼的，无论人做什么都很难对幸福产生影响。比如说，特殊的体验能暂时让人愉悦和兴奋，但心情会很快回复到基础设定点。第三种理论被称为需求理论，它强调幸福是一种感觉，是特定需求是否被满足的标志。简单点说，一件事情能否让人更幸福，取决于它是否满足了人的需求。

那么，旅行休假让人们更幸福了吗？乍看之下，这是一个看似主观、答案多元化的问题，肯定会遭遇千人千面式的回答。要想科学地回答这一问题，依然需要大规模的人群调查与追踪，通过数据来说话。荷兰鹿特丹的伊拉斯谟大学社会科学学院的杰罗恩·纳维金（Jeroen Nawijn）就发现，度假的确会让人感觉更幸福。不过，这种幸福却会在假期归来后很快消散。而对旅行的期待感，倒比旅行本身更让人幸福。

在对1530名荷兰人长达32周的问卷调查中，有974人至少度了一次假。通过比较度假前后的幸福水平，杰罗恩·纳维金发现，度假者在旅行开始前的幸福度高于不度假者。这种差异在旅行开始前数周或几个月前便已出现，至于原因，很可能是由对度假的期待本身造成的。度假结束之后呢？数据显示，只有非常放松的假期旅行，才会让度假所带来的幸福感持续两个星期左右，随后便与不度假者相差无几。此外，度假时间的长短与假后幸福水平并无关系。

美国《新闻周刊》（*Newsweek*）科学专栏作者沙龙·贝格利（Sharon Begley）分析认为，旅行只是种暂时逃离。回到原来的工作后，旅行的快意很快便消磨干净。其次，旅行恰如一项工程，它像工作一样，也能让人产生应激反应。换句话说，陌生的环境、思乡、水土不服、不当的行程安排、班机延误等一干杂事，都可能搅乱旅行本身。

这种结果，如何用上面提到的三种理论予以解释呢？定点理论难以解释旅行前的幸福水平升高，却对旅行提升幸福的短暂易逝适用。对旅行的期待提升了幸福感，倒符合需求理论；一旦度假结束，度假者与不度假者都将面对日常工作，两者也就没了差别，按照比较理论的说法，两类人的幸福水平自然也就相当。

2001年，以色列特拉维夫大学的米纳·韦斯特曼（Mina Westman）的研究也发现，休假能缓解工作压力，但假期结束后第4周，压力不请自来，生活重归于旧。在以色列中部地区一家有250名员工的食品公司，韦斯特曼招募到126名志愿参与这项研究。在休假前、休假后的第1周和第4周，他们每人完成了一份问卷，对工作压力、倦怠及旷工等内容进行回答。简单点说，休假的减压作用无疑是显著的，但效果并不能持久。

2009年，荷兰内梅亨大学的心理学研究者杰西卡·布鲁姆（Jessica de Bloom）在《职业健康杂志》（*Journal of Occupational Health*）撰文称，假期对个人健康和幸福具有提升作用，但这一效应在回到工作后便消失了。这一结论，是在综合以往七项研究的基础上获得的。不过，布鲁姆也强调，这方面的研究依然太少，也很难进行量化评估。

对学生而言，放暑假也不见得是件好事情。美国《时代周刊》（*Time*）2009年8月2日的封面文章，名为《反对暑假》。这篇由大卫·冯·德瑞尔（David von Drehle）采写的报道文笔优美、发人深省，其中写道："我们将暑假浪漫化，但这段时间却让我们的孩子落于人后，对于那些无法度假的孩子尤甚。"

忧心忡忡的背后，有数据为证。《美国社会学评论》（*American Sociology Review*）和约翰·霍普金斯大学的报告指出，无论家庭经济条件如何，学生在学年内取得的进步是相似的。暑假来临时，却起了一丝变化。对高收入家庭的学生而言，他们的阅读理解得分仍然保持上升态势，对中低收入家庭的学生而言，却出现短暂的下滑。关键在于，长此以往的后果是，学生们的差距越来越大。

比如说，高中低收入家庭的学生，在进入一年级时阅读理解得分分别是298、278和272分，在五年级毕业时（中间有4个暑假），三类学生的得分变为531、492和461分。要知道，高收入家庭的学生在四年级开始时便已达到464分，与低收入家庭的学生在五年级毕业时水平相当。就阅读理解得分比较而言，单单在四个暑假过后，高收入家庭的孩子得分就提升了46.6分，中等收入家庭的孩子得分仅提升4.1分，低收入家庭的孩子则下降了1.9分。

原因在哪里？美国的教育者同样想找出答案。有分析认为，对许多学生，尤其是低收入家庭的孩子而言，暑期意味着单调乏味和僵化隔绝。缺乏足够健康的激励环境，数百万低收入家庭的孩子度过的纯粹是“失败的暑假”。这些孩子没法跟着父母去度假、夏令营，少有机会前往博物馆，他们的暑假苍白无趣，在街道上闲逛或打游戏机成为他们消磨时光的主要方式。

照这么看来，休假难道就没有意义吗？答案也非如此。首先，上述研究都肯定了休假的积极效应——既有助健康，还提高幸福水准。只不过，在休假过后一段时间，这种感觉没那么强烈了而已。其次，休假所带来的体验或见闻，都是未休假者体会不到的，这本身便是一笔隐性财富。

接吻会传染病菌吗?

2009年春天，甲型H1N1流感蔓延，接吻这事也变得异样起来。据《环球时报》报道，为避免流感疫情继续发展，墨西哥当局劝导民众见面时不要接吻，两人相距最好大于1.8米。英国、菲律宾当局也建议民众少接吻为妙。更有趣的是，墨西哥某电视频道决定从正拍摄的连续剧中剔除拥抱、接吻等激情戏，改用姿势、眼神传情达意。

接吻，这一以爱为名的运动，真有那么可怕吗？答案是Yes。同其他流感一样，甲型H1N1流感也通过飞沫或密切接触传播。换言之，呼吸道里的病毒，在咳嗽喷嚏时，会随飞沫散布在空气里。一次咳嗽平均释放3000个飞沫，而一次喷嚏可使飞沫以167公里/小时的速度传播，1秒钟内就可以到达6米之外。接吻这种亲密接触，可能使人直接身陷“灾区”，还可能使人近距离吸入对方呼吸道排出的病毒飞沫。从这点看来，少一些接吻是有道理的。恰如一则流感预防诀窍所言：不接吻，不拥抱，男女见面光傻笑。

口腔是微生物繁衍的天然良田，单是细菌就有700余种，13毫升唾液里的细菌数量约十几亿。那接吻会不会引起感染呢？你无须过分担心，大部分微生物属于无害的正常定植，能与人体和平相处。只有在身体免疫力变差、口腔环境改变或口腔黏膜破损等情况下，这些微生物才可能“犯上作乱”。

口腔内病菌作怪，最常见的如口臭。恼人的气味，甚至会让接吻成为难事一桩。原来，潜伏在舌下或牙齿中的细菌能分解蛋白质产生含硫气体，形成臭味。还有一种病，叫作“接吻病”（Kissing Disease）。2008年，球员孙悦甫登陆NBA，便中了“接吻病”的招。病名华丽丽，其实就是EB病毒引起的单核细胞增多症。这种病毒在唾液腺中自我复制，存在于口腔分泌物中，能通过口水、飞沫传播。因此，一个十秒以上的“打啵”，足以将病毒传播给对方，据此西方人美其名曰“接吻病”。此病常见于青年人，据说与接吻过频有一定关联。研究显示，90%以上的人会在生命某一时期罹患此病。值得欣慰的是，此病并不严重，身体的免疫系统完全可以对抗它，在你感觉到倦怠不适、发烧喉痛前早已被消灭。

吻能传病，概因这是一种口水交换式的亲密接触。换言之，口水、唇舌、口腔内的病菌是致病关键。比如，唇疱疹是1型单纯疱疹病毒在嘴唇上留下的杰作——白色小水疱，它就能通过接吻传播。

乙肝与艾滋病，能通过接吻传播吗？这是个值得细说的问题。一般来说，艾滋病主要通过性接触、血液和母婴三种途径传播。尽管唾液里也会有艾滋病毒，却没有接吻传播艾滋病的病例报道。原因可能是唾液中艾滋病毒含量低微，不足以造成感染。乙肝的传播方式则广泛一些，包括母婴、输血、密切接触及性传播等，法式深吻或被咬伤也有可能传播乙肝。

总之，接吻虽好，谨慎为上：别在错误的时间、地点亲吻错误的对象。

果蔬为你的异性缘加分

一个有趣的现象是，很多男士似乎不太喜欢吃水果。对他们而言，甜甜的水果似乎有违男性的本体特征，太过娇媚柔绵，不够硬朗刚毅。换句话说，男人都会“死扛”——宁可进补维生素片，也不会正儿八经地享受水果。

不过，英国圣安德鲁斯大学的最新研究表明，果蔬不仅能改善肤色，还能增加异性缘呢。

吸引力第一要紧

这一结论的得出，是受到鸟类的启发。对鸟类而言，雄性满身披挂的艳丽羽毛就是对雌性的最佳吸引力。在竞争激烈的鸟类社会中，所见即所得，第一印象十足重要。美国亚利桑那州立大学生科院的凯文·麦格劳（Kevin McGraw）曾撰文指出，鸟类之所以拥有红、橙、黄色羽毛，依靠的重要化学物质是类胡萝卜素。在鸟类的色觉和生育能力上，类胡萝卜素也能发挥作用，是鸟儿生命中的重要物质。

类胡萝卜素是植物体内的一种色素，主要包括胡萝卜素和叶黄素，能吸收和传递光能，具有抗氧化作用。对鸟类而言，获取它的唯一方法是不断吞食植物的根茎、种子、花朵或果实，经过机体代谢后，便能补充到吸引异性的资本——羽毛。

麦格劳曾说道：“我们所设想的最终模型是，摄食类胡萝卜素越多，对色彩的分辨力就越强，选择的伴侣越优秀，而所摄取的食物颜色就更鲜艳，进而有助于鸟类摄取更多的类胡萝卜素，进一步改善它们的体质、吸引力和视觉。在某种意义上说，这是类胡萝卜素的一种生命轮回。”

人类是否也如此？圣安德鲁斯大学知觉实验室的戴维·佩雷特（David Perrett）教授十分关心这个问题。他找来54名白人志愿者（其中有男有女）进行一项肤色调查。简单点说，他们的任务是在电脑上利用软件来调整一副女性脸部照片的颜色和明暗度。目的只有一个：让照片看起来更富魅力，更加健康。

该研究在《国际灵长类动物杂志》（*International Journal of Primatology*）发表后，十分引人关注，结果也非常有趣。为了让脸蛋更漂亮，志愿者们大多选择玫瑰红和黄色，来提高脸部透明度。换言之，这种脸色更能吸引别人的目光。

生活不像电脑PS那么简单。若要改善肤色，化妆品可以帮你。可惜的是，涂脂抹粉仅是表面功夫。如何才能自内而外地改造肤色呢？研究者称，玫瑰红和黄色等颜色，与从蔬果里摄取的胡萝卜素颜色一致。换句话说，良好饮食与食用蔬果不仅有利机体健康，对改善肤色也可能更有效，从而更能吸引别人注意。

请"好色"一些

另一个有趣的现象是，似乎所有女士都爱吃水果。这是为什么？科学上讲，具有甜味的东西能激发幸福甜蜜感——水果无疑符合标准。近年来，水果自打被标上"美容减肥圣品"的标签后，更是与女士形影不离。如果科学研究发现，爱吃水果的男士性功能超一流，他们肯定会吃到撑。比如说吧，西瓜就是一种天然"伟哥"，遗憾的是，吃下三个西瓜才顶得上一颗"伟哥"。想想吧，当胃内被塞入数十斤西瓜后，你只会抱肚兴叹，无暇欢愉。

2009年6月，西班牙的研究人员在《生育与不孕》（*Fertility and Sterility*）杂志上发表研究称，男性的精子质量取决于他们从蔬果中所摄取的抗氧化剂数量。而精子质量高的男性所食用的蔬果也比精子质量低的男性多。结论不言而喻，与肉制品相比，蔬菜和水果富含抗氧化剂、维生素、叶酸和植物纤维等，对培育高质量精子十分有利。

或许，下面这条才是男人不爱水果的理由。某天，一位女生信誓旦旦地告诉我：男士其实喜欢吃水果，前提是得有人买好、洗好、剥好、切好，直至送到嘴边。她的意思很明确，是男人懒到一定程度啦。

如果你爱吃水果，建议你"好色"一些——越色越健康。（别误会，此色乃水果颜色也！）番茄的艳红其实是番茄红素在起作用，它是自然界中最强大、最有效的抗氧化物质；而深绿色外皮的水果，则富含叶黄素和玉米黄质，有助保护眼睛；橘黄色水果（如柠檬、芒果、橙子）含有天然抗氧化剂β-胡萝卜素（据称，它是防病毒活性最有效的成分）。当然，抛开上述不谈，丰富的颜色本身就愉悦视觉、促进食欲嘛！

你还跷二郎腿吗？

“跷二郎腿等于慢性自杀，会造成静脉曲张，脊柱变形和男人生殖能力下降，亲！快把这条消息发给你爱的人，不要再跷二郎腿了！”在微博上，这样一条关于跷二郎腿的信息被广泛转发。简单地把一条腿搁在另一条上，只是想舒坦一下而已，就会有这么大危害？

二郎腿，男女大不同

人为什么喜欢跷二郎腿呢？这是一个很难用科学知识来回答的问题。在我看来，人是一种喜欢折腾的动物，需要不断变换身体的姿势来维持肌肉的张力，调节身体相对位置，以保持舒适状态。交叉胳膊、下颌托腮、跷二郎腿均属于此类动作。

不过，为何叫作“二郎腿”呢？文化界的解释是，这和二郎神有关，四川省内很多庙堂里的二郎神塑像都采用这种坐姿。很显然，跷二郎腿让上面那条腿暂时解放，可负重的腿所受的压力却增大了。从生理结构上来说，这会使膝关节及相邻的血管、神经受到一定压迫。由于两腿处于交叉位置，也会使大腿及会阴部散热减少。

对男性而言，跷二郎腿可能使会阴部温度短暂升高，甚至带来不适。这主要是局部压力增加，影响该区域血液流动所致，这的确侵犯了男人“那话儿”的空间。因此，不建议男性长时间跷二郎腿。不过，跷二郎腿是否会影响男性生殖功能，目前还没有明确的研究结果。对女性而言，跷二郎腿通常不会导致会阴部不适。也没有明确研究提示，跷二郎腿会使妇科疾病发生的风险增高。更何况，妇科病种类众多，影响因素复杂，我们不能单纯将它们归咎为跷二郎腿这个动作。

二郎腿与脊柱

对原本就存在下肢静脉曲张的人而言，跷二郎腿会使某些静脉局部受到更大的压迫，出现静脉血液回流不畅，进一步加重静脉曲张症状，从而使小腿发麻发胀甚至疼痛。因此，跷二郎腿的时间不要过长，三五分钟后最好就换换腿。对下肢原本就出现静脉曲张或水肿的人来说还是不跷为宜。

也有人担心跷二郎腿会使脊柱偏斜，造成严重损害。这个动作的确会造成两侧骨盆受力不均。为保持平衡，脊柱会发生一定角度的侧弯，让身体维持平衡状态。此时身体大多处于前倾状态，脊柱则呈现为后凸。从解剖生理上说，长时间固定姿势跷二郎腿的确会对脊柱造成影响，甚至影响椎间盘的稳定性，造成神经局部压迫，出现下肢疼痛。因此，为了脊柱健康，应保持正确的坐姿，使脊柱保持直立。此外，弯腰搬动重物时，也应量力而行，以免造成椎间盘急性突出。

作为一种生活习惯，跷二郎腿并没有多么明显的危害。即便它会在一定程度上损害人类健康，那也是在原本就患有疾病的基础之上，且是一个长期的过程。更何况，与办公学习的不良坐姿、长时间久坐不动相比，它并不能算坏处多多的身体姿势。因此，如果想健康地跷一跷，只要注意跷腿的次数与时间即可。如果原本就有下肢静脉曲张、椎间盘突出等疾病，还是不跷为好。最重要的是，无论怎么坐着，都不能让身体长时间处于一个固定的姿势。

噪音无处不在

对于情色文学，原美国最高法院大法官奥利弗·温德尔·霍姆斯（Oliver Wendell Holmes）曾说过："我不能定义它，但一看便知。"对于噪音，这种判断亦成立——吾听之，吾知之。噪音是什么？噪音就是你不想听到的声音。这种定义略显主观，却又尽得真髓。只要某种声音让自己心浮气躁，浑身不自在，对你而言那便是噪音。比如说，摇滚乐是彼之蜜糖，吾之砒霜。你听得如痴如醉，对我只是聒噪之音。

从定义上来说，噪音具有强烈的指向性。对睡眠者而言，规律滴答的钟声，有时是愉悦的催眠曲，有时却是干扰睡眠的噪音。此外，噪音并不一定音量大，但音量大最有可能成为噪声。托儿所午休时间的一声脆响，就可能惊醒所有安睡的儿童，但激荡在夜店里的重金属旋律，却可能让人非常愉悦、放松。

日趋喧嚣的世界

《纽约时报》（*The New York Times*）外交版的专栏作家托马斯·弗里德曼（Thomas Friedman）曾说过，这世界又热又平又挤。他的角度限于能源供应、地球气候、人口增长和环境污染等。除此之外，这世界还愈发吵闹喧嚣：越来越多的喷气式客机滑过天际，拥堵的城市车水马龙。拥挤的地铁、鸣笛的车流、轰隆的马达，只要仔细去听，你的双耳会发现一个恼人的现实问题——我们生存在噪音的笼罩之中。

工业革命之前，在西方世界的正常生活里，人们能听到的最大动静是教堂的钟声。当大工业化时代抵临，新式交通工具出现，各种音乐设备附身，科学家们发现，我们的世界越来越嘈杂了。诡异的是，人耳的进化速度，压根儿追不上日新月异的各种现代设备所产生的声音。有数据显示，相较于工业化时代之前，人类的听阈提高了19分贝。众所周知，我们把听觉器官感受声音的能力称为听力，而临床上评价听力好坏要找到一个可以用数字来规范的标准，这个就是“听阈”的作用了。

听阈就是听到声音的门槛。要引起人耳听觉，声音的强度必须达到一定数量级才行。在人耳可以感受到的20～20000赫兹的声音频率内，引起人耳听觉的最小声音强度就是听阈。听阈是听觉感受器灵敏程度的反映，听阈越低，意味着越小的声音能被听到。换句话说，这是听力正常的表现。反过来说，听阈很高，表示只有很大的声音才能被听到，说明听力不佳。

据世界卫生组织（WHO）统计，最易受噪声危害的是儿童与老人。有说法称，前者在学校所承受的噪音与工人在8小时工作时间所承受的噪音相当；而随着年岁增长，老年人听阈提高，老年性耳聋多发，许多老年人难以将他人话语与背景噪音区别开来。除此之外，一些特殊病人，如癌症化疗病人对声音尤为敏感。WHO曾于2000年发布报告称，全球约有2.5亿人遭遇听力问题，其中半数集中于亚洲

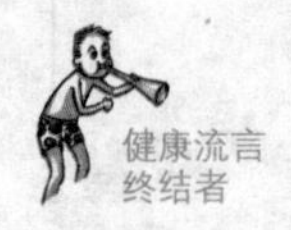

国家。

美国科学促进协会年会上公布过一个很震撼的数字：截至2050年，全美将有5000万人出现听力受损。对这部分人而言，世界就像是音量微小的电视机，尽管画面精彩却总是听不清楚。丹麦的听觉研究专家史蒂芬·格林伯格（Steven Greenberg）说，听力损失将引发社会和心理隔离！

体验外部世界，人类有五种基本感觉：听觉、视觉、嗅觉、味觉和触觉。在准妈妈子宫内发育至第28～30周时，胎儿便能对外界声音产生反应。呱呱坠地后，婴儿发育最快的便是听觉。作为吸引他人注意的一种方式，婴儿出生后很快便能对声音产生反应，声音也是亲子互动交流的手段。若人类失去了听觉这一至关重要的感觉，世界无异于回到默片时代。

音乐变身噪音

英国人类学家玛丽·道格拉斯（Mary Douglas，1921—2007）在《洁净与危险》（*Purity and Danger*）一书中，曾提出“不在其位之物为脏”的观点。这句话的意思是，事物一旦脱离秩序，便被视为肮脏或危险。以此来看，音乐与噪音的区别，有时只一墙之隔。

英国科技杂志*T3*在评选半世纪来十项最伟大的音乐发明时，将索尼随身听（Walkman）列为首位：1979年7月1日，索尼推出的Walkman开创了“随时随地欣赏音乐”的时代，它让音乐爱好者们舍不得摘下耳机。科技迅猛发展，个人音乐时代到来，随身听也升级为MP3播放器、苹果iPod，耳机与人结合得更加紧密。与之相随的现象是，因长时间佩戴耳机听音乐造成的听力下降日趋明显。

《追寻寂静》（*In Pursuit of Silence*）一书的作者乔治·普罗尼克（George Prochnik）认为，人们常喜欢利用新的噪音来遮盖旧的噪音。比如说，使用索尼随声听是用音乐隔离外界噪音的方法。无形中灌满耳朵的音乐，若音量与时间不当，反倒是一种新的噪音形态。

最早对噪音危害进行描述的人，应为职业医学之父、意大利医学家伯纳迪诺·拉马齐尼（Bernadino Ramazzini，1633—1714）。在离世前一年，他描述了冶铜厂工人长期暴露在机械噪音下所造成的听力下降。19世纪后半叶，随着工业化生产的推进，人们对职业性噪音有了更为清晰的认识。直到半世纪前，人们才首次意识到音乐与听力损失的关系。

1997年10月，WHO颁布文件，首次对音乐与潜在听力损失进行阐述（尤其是针对青少年人群）。事实上，随着夜店酒吧、流行与摇滚乐的兴起，加之随身音乐设备的出现，遭受音乐所导致的非职业性听力损失的人群正逐渐扩大。2009年，荷兰一项针对1687名中学生的调查显示，有九成学生习惯佩戴耳机听音乐，有32.8%的学生习惯长时间戴着耳机，有近半数学生喜欢开大音量。2010年6月，比利时根特大学耳鼻喉科医生汉纳·肯普勒（Hannah Kppler）在《耳鼻喉头颈外科学文献》（*Archives of Otolaryngology—Head & Neck Surgery*）

杂志发表研究称，听MP3一小时将降低听力，并会对听力造成暂时性伤害。还有研究称，生活在日益嘈杂的新时代的年轻人戴着耳机听着iPod，听力损失的速度将比上一代人快2.5倍。

我血压又高了

WHO的报告指出，噪音是心脏病诱发因素之一。以英国为例，2006年约有100万人因冠心病死亡，其中因长期慢性噪音暴露而致死的约有3000人。这个比例虽然非常低，却也不容忽视。就夜晚入眠而言，暴露于50分贝以上音量环境会使血压升高，甚至诱发心血管疾病。

英国心脏基金会的埃伦·梅森（Ellen Mason）指出，噪音虽不能直接杀死人，却会让人更加紧张、压力更大。对心脏疾病患者而言，噪音无疑是个坏家伙。研究显示，长期暴露于慢性噪音者的身体应激激素（如肾上腺素、去甲肾上腺素和皮质醇）水平会升高。应激激素相当于警戒指令，可使人体瞬间做好应对突发刺激的准备。

对循环系统而言，长期的应激激素水平升高并不是好事，它可能是某些心脏疾病的病因。英国皇家萨里郡医院听力学教授迪帕克·普拉（Deepak Prasher）认为："这些疾病都是在不知不觉中逐渐发生的，这正是问题的关键所在。即便你自认为已经习惯噪音，生理变化也还是在发生。"

噪音让人心烦意乱，大多数人都有过类似体会。噪音会分散注意力，还能打断思路，让人难以集中精力。不少地方在中高考期间，通过限制鸣笛、建筑工地停止施工等方式进行噪声管制，看上去有些小题大做，但确实是有科学道理的。比如说，儿童长期处于交谈音量下的环境（大约50分贝），可能出现阅读或交流困难。科学家认为，这是因为他们的听觉处理系统受到干扰。早在半世纪前，美国明尼苏达大学的佩吉·纳尔逊（Peggy Nelson）就对教室的学习环境与噪音问题进行过研究。与安静的教室相比，在吵闹的教室内的学生难以理解老师讲授的内容。此外，这部分学生更难辨别词义，写作能力也更弱。

以此观之，尽力为孩子创造安静的学习环境至关重要！中国古代有“孟母三迁”的故事，强调的是环境对人的潜在影响。选择一户不吵不闹的邻居倒是有些科学依据。人们有个奇特的心理，邻居或楼上的响动和噪音都会让人心烦气恼。噪音既让自己处于应激状态，还会诱发精神压力、偏头痛，严重者甚至会演变成抑郁症和心理障碍。

电影《噪音》会让你见识到噪音是如何让人抓狂的。《肖申克的救赎》的男主演蒂姆·罗宾斯在这部城市喜剧片中扮演律师大卫。大卫的烦恼是，当他想睡个好觉，抑或听爱妻弹奏一曲古典音乐时，街道上的汽车鸣笛声就会不期而至。他抓狂到无以复加，最终走上街头实施“以暴制暴”的噪音平息计划，引发了一连串抗噪事件。

虽然谈论噪音污染，感觉上既不如全球变暖的宏大热议，又不如宇宙起源的深邃终极，可是，噪音就在你我耳边。或许，你很少在意它，但它从不会消失。1905年，诺贝尔奖得主、德国著名细菌学家罗伯特·科赫（Robert Koch，1843—1910）曾预言：“早晚有一天，人类为了生存将要与噪声奋斗，犹如对付瘟疫那样。”

眼睛是心灵的窗户，这话人尽皆知，却很少有人去赞许耳朵一番。这世界不仅是五颜六色的，还是音色各异的。以我之陋见，耳朵是心灵的大门！爱护好听觉系统，生活才动听更动心！

忧伤的胖子

这是一个对胖子愈发不友好的世界。这样说的缘由并非歧视，而是肥胖作为科学家的研究对象，被摆放在显微镜下已经毫无隐私。每过一段时间，都会听闻涉及肥胖的研究出炉。胖子请假多，胖子性生活有缺憾，肥胖会“传染”给下一代，就是新近肥胖研究得出的结果。

几个坏消息

2010年7月，法国学者娜萨莉·巴朱丝（Nathalie Bajos）在《英国医学杂志》发文称，肥胖者面临不少性方面的问题——性健康既无保证，性和谐更无从谈起。在对1万余名法国成年男女进行匿名调查后发现，肥胖女性的意外怀孕率是体重正常女性的4倍；肥胖男性床上不举的概率更高，患性传播疾病的风险也更高。在找性伴侣这事上，肥胖男女都属于弱势群体，机会逊于常人。

BBC有部纪录片叫作《两性奥秘》，拍摄者在伦敦街头，随机让过往男士评价卡片上的四幅女性身材示意图。结果显示，人们最钟爱“梨形”曼妙身材的女士，即所谓的前凸后翘腰围细。上下一致的“水桶型”，最少被人关注。这一点，也在巴朱丝的研究中得到印证。由于社会压力和偏见，肥胖女的性生活相对贫乏，她们大多在互联网上寻找性伴侣。更重要的是，她们最后找到的，大都是同样肥胖的男人。

在2010年8月份的《职业医学杂志》（*Occupational Medicine*）上，伦敦国王学院的塞缪尔·哈维（Samuel Harvey）发文指出，肥胖者请病假的天数也高于一般人。哈维追踪调查了供职于伦敦地铁部门的625名员工。他们是地铁驾驶员，每年按时体检好几回。在连续分析几年数据后，哈维发现肥胖员工一年的病假天数是9天，其他员工则只有5天。短短的几天之差，说明了什么呢？有分析认为，肥胖者更可能出现感染，恢复时间也更慢，所以导致病休延长。

肥胖会让你休的病假更长，也会影响日常生活质量和寿命。在美国某家医院学习期间，我见过太多坐在电动轮椅上的肥胖患者。当他们的髋骨不堪重负，下肢发生关节炎时，他们不得不坐上这种轮椅代步。由于缺乏运动，这反而造成恶性循环，让他们变得更胖。

肥胖会传染？

在英文中，表示肥胖的词汇有不少，最常用的是obese和fat。前者多由医生讲出口，客观形容肥胖这件事；后者则是普通人多用，包含明显的感情色彩。若对应到中文，obese是委婉的说法，将肥胖称为“体重严重超标”，而fat则犹如直言不讳地喊“死胖子”。不久前，英国卫生大臣安妮·米尔顿建议说，人们应该用fat替代obese，来指称肥胖人群。理由是，fat虽具有攻击性，也更伤人感情，却能让他们更有动力去主动减肥，让他们意识到肥胖的害处。

近朱者赤，近胖者肥！肥胖具有一定的“传染性”。2007年，哈佛大学的社会学家尼古拉斯·克里斯塔基斯（Nicholas Christakis）对波士顿地区30年间的居民健康状况进行调查，结果发现，如果你的朋友变胖，那么你本人变胖的概率将增加57%；若你的兄弟姐妹或配偶变胖，你变胖的概率将增加40%或37%。

克里斯塔基斯的研究表明一点，肥胖具有社会传染性，这不仅因为具有相同饮食爱好或运动习惯的人会经常在一起那么简单。事实上，亲朋的身体变胖发福，会让自己模糊标准体重的概念，不由自主地向他们看齐。

与刀耕火种、茹毛饮血的祖先相比，现代人的生活的确太过惬意。而在电影《机器人总动员》（*WALL·E*）里，未来的人类则瘫软在数字化躺椅上——下肢短小无力，身体横向发展。仔细想一下，人们每天静坐的时间远多于运动。汽车、沙发、办公椅，我们压根没机会舒展身体，活动肌肉。

肥胖不利于自身，也对下一代造成影响。比如说，患有肥胖症的孕妇所生产的婴儿患有先天性心脏病的概率更高。而肥胖症妇女若在孕前减肥的话，不仅能改善自身健康，也会降低婴儿患心脏病的风险，可谓一举多得。2010年8月初，美国波士顿的研究者发表研究称，孕妇在怀孕期间若过度发福可能会导致婴儿先天性肥胖，对其

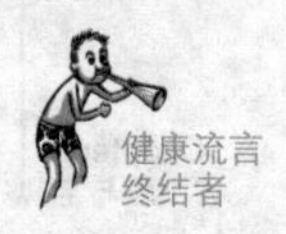

生长也造成影响——千万别小觑这一结论，研究者是在对约51万名孕妇和110万个婴儿进行调查和数据分析后，得出上述结论的，靠谱程度高！

中国人也不例外

人类的身材，愈发臃肿和肥胖。美国疾病预防控制中心2010年8月发布的调查结果显示，美国成年人的肥胖率达到26.7%，比3年前上升1.1个百分点。他们警告说，肥胖将严重威胁公众健康，应该采取措施彻底解决。美国疾控中心2009年的一项统计显示，美国肥胖者每年的医疗费比体重正常者要多。有趣的是，面对日益臃肿肥胖的美国人，奥巴马还曾设想征收“罪恶税”，将矛头对准含有高热量或糖分的碳酸类饮料。

同一个世界，同一个肥胖！2010年3月底，中华医学会糖尿病学分会在著名的《新英格兰医学杂志》发表报告称，中国20岁以上人群中，男性和女性糖尿病的患病率分别达10.6%和8.8%，总体患病率已达9.7%。中国已成为不折不扣的糖尿病大国，有大约1900万个胖子分布在你我身边。

中国的肥胖问题已经开始令人担忧。几年前，《英国医学杂志》的调查表明，中国是人口大国，也是肥胖大国，全球有1/5的肥胖者在中国。15年间，年龄在8～18岁的中国儿童及青少年中，体重超标者的人数增加了28倍——名副其实的“赶英超美”。

减肥有无高招?

在崇尚体瘦即美的社会里，很多人，尤其是女同胞，总觉得自己胖得要命，而减肥则统贯于日常生活。很多女性所认为的胖，其实压根没达到医学上的肥胖标准。人们最需要弄明白的是，你真的体重超标或肥胖吗？医学上对胖的评价有客观标准，即体质指数（BMI）。作为国际通用的体格评价指标，BMI常用于营养状态评估，也是肥胖判定的一种指标。

BMI的计算方式是用体重除以身高的平方，其正常范围为18.5～24.99。比如说，本人体重70千克，身高1.78米，那么BMI则为22.1。若BMI超过25，则属体重超标，一旦超过30那就是肥胖。

人们都知道，体重超标的潜在危害是易患高血脂、冠心病及糖尿病。肥胖者总念叨的事情就是减肥。从生理学角度看，身体的增重需要能量支撑。换句话说，一切减肥的基础必定是控制能量摄入，增加身体的能量消耗。这意味着减肥肯定是件辛苦活，它既需要苦行僧般的饮食控制，也需要持续不断的身体锻炼。

任何减肥广告，若透露着轻松减重、随心所欲吃喝的意思，就肯定是不靠谱的。这样的广告只是在欺骗胖子们的单纯内心。再插播一句，近来广告红火的左旋肉碱，压根不能帮助减肥。

Chapter Ⅲ

时尚安全

Chapter Ⅲ

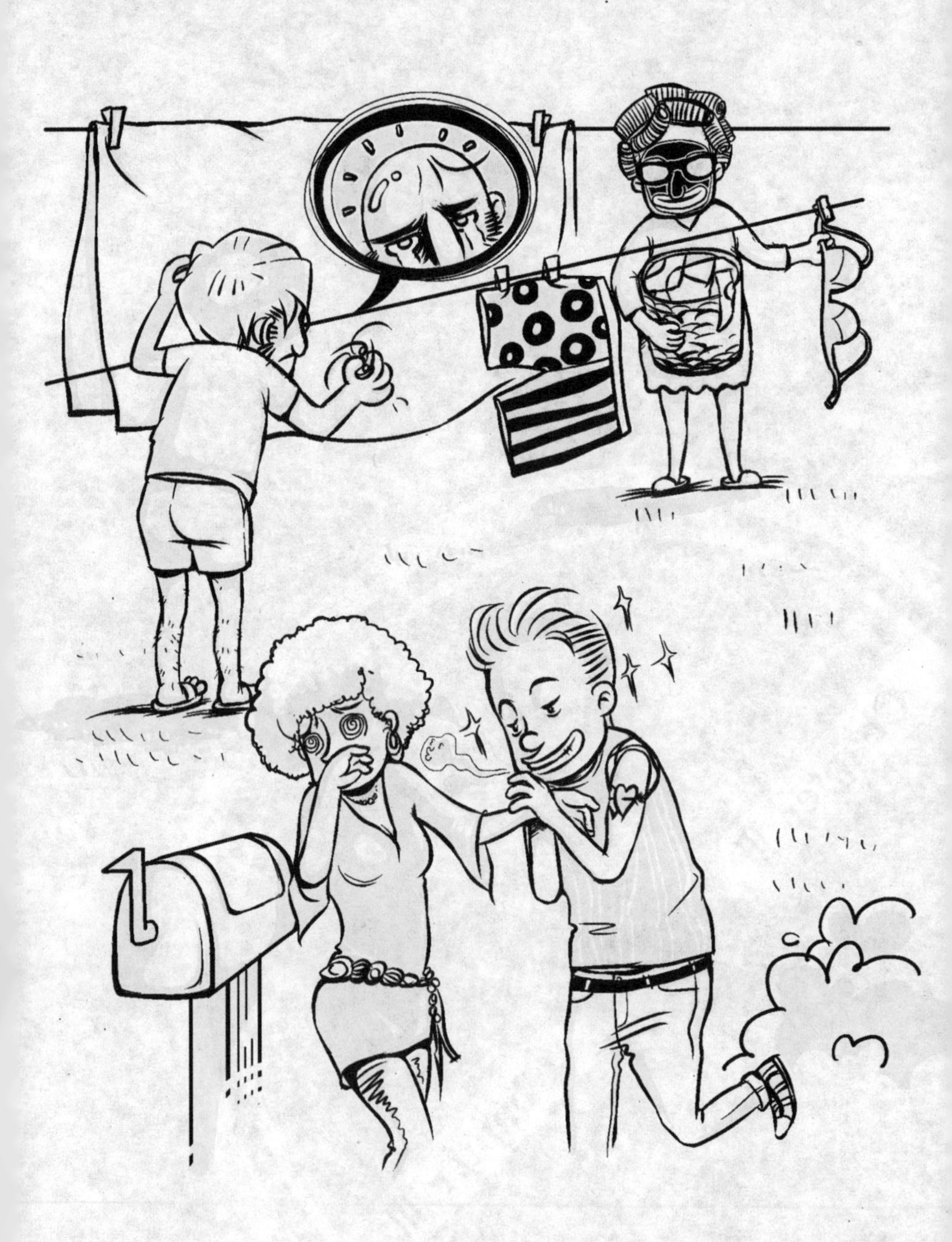

同衰老“躲猫猫”

每年春天，老树都能再抽新芽，人却没有这本领。从娘胎出来那一刻，生命就像一列单向行驶的列车一样，不可避免地将慢慢抵达名为衰老的车站。谁都想成为《返老还童》里的本杰明·巴顿，生下来是糟老头，却越活越年轻。恼人的是，目前这只是一种幻想。在科学家发明返老还童之术或时间箭头逆向倒流前，没人能逃脱衰老的“魔掌”。

几年前，美国科学家更是发布了一项骇人的结论：人类大脑在22岁处于顶峰，推理能力、思考速度和大脑的图像处理能力会在27岁开始走下坡路。换言之，27岁是你大脑衰老的起点。这项发表在《衰老神经生物学》（*Neurobiology of Aging*）杂志的研究是美国弗吉尼亚大学的蒂莫西·索尔特豪斯历时七年，对2000多名研究对象进行轮番“游戏”后得出的。这些研究对象参加了视力游戏、单词记忆闯关、故事细节再现和抽象符号的辨认等实验环节。

以此为对照，如果因上班时看这本《健康流言终结者》而走神发呆，竟忘记了Boss交代的事项，那你可就得聚精会神仔细阅读本篇文

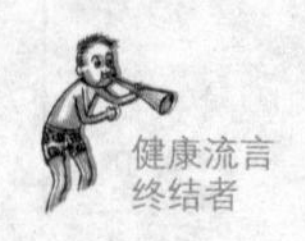

章了。

有趣的是，27岁时的大脑衰老仅是推理、思考速度和图像处理能力的降低。大脑这一人体“司令部”极其复杂，担负的任务多着呢。例如该报告指出，人的记忆力要到37岁才开始明显降低，大脑的所有能力要到42岁才可能走下坡路。而人们靠积累获得知识的能力即使到60岁，也不会衰退。看来，即便你早过了27岁，也无须担心被公司内的小年轻迅速淘汰，科学给了我们很好的答案：年龄代表着经验丰富度和知识积累值。

衰老时间表

虽然说你最先开始意识到衰老问题可能是从一条皱纹、一根白发开始的，但其实你的衰老并非是皮肤和头发决定的，身体里每个器官都在衰老的路上一路前行，只是它们的起跑线各有不同而已。

让我们从头开始，一一探索器官衰老的秘密吧。

乌黑的头发，那是年轻时的事了。滋养发根的细胞萎缩死亡，头发次第减少。头发的生命周期在20岁左右最正常，35岁以后开始紊乱，40岁以后发量明显变少，发质变差。但总体而言，头发变白或谢顶都是基因控制的。

人在10岁时眼睛调试能力最强，也最敏锐。这意味着，在理想条件下，你站在山顶能看到80公里外的火焰。形象点说，这是天安门到离北京最近的沙漠的距离。而到60岁，眼睛的调适能力将减少十分之一，角膜开始增厚，老花眼出现了。

人到30岁，鼓膜和中耳的3块听小骨弹性下降，听力走上下坡路。要命的是，男人听力减退比女人出现得更早，程度也更严重。到40～50岁时，高频听觉就已明显减退，唯一的好处可能是，家里女人的尖叫显得不刺耳了。

喉咙的衰老，要到65岁才出现。或许，这是我们依然可以听到老一辈歌唱家经典歌声的原因所在。喉管肌肉、软组织退化，声音响亮程度和质量下降，女人的声音开始沙哑，男人的声音响度减弱。

25岁时，身体合成胶原蛋白的速度放缓，让皮肤迅速回弹的弹性蛋白的弹性也在减弱，皮肤的衰老开始了。当死皮细胞不脱落，生成的新皮细胞又不多时，皱纹出现了。

人体一副骨架，骨细胞处在不断损耗与补给中。而到35岁，损耗速度开始加快，最终补给追不上损耗。对于过了更年期的女性来说，骨骼日趋“脆弱”：骨细胞丢失，导致骨骼疏松多孔，即骨质疏松。

心肺的衰老，虽然看不到，但气喘吁吁肯定可以感受到。30岁时，普通人每次呼吸约950毫升的空气，到了70岁，正好减少了一半。心脏则从40岁开始衰老，它向全身输送血液的效率降低，血管壁弹性下降，动脉变硬，脂肪在冠状动脉堆积。

对肠胃而言，55岁可能是门槛。此时，肠道内环境发生变化，有益细菌生存日益艰难，人体消化功能下降，肠道疾病风险增加。

衰老也有例外，这就是肌肉。肌肉属于“用进废退”型。换言之，60岁的老先生可能依然一身腱子肉，不锻炼的公司白领，再怎么“矫情”也只能是麻秆一根。医学表明，肌肉锻炼调节全身血液循环和热量消耗。锻炼的好处在于，身体不易发胖、体型健美，皮肤也会更润泽有弹性。

肝脏似乎是唯一能挑战衰老的器官，这是因为肝细胞的再生能力非常强大。即便切除一部分肝，90天内肯定可以长出一块新肝来。因此，70岁老人的肝完全可以移植给20岁的年轻人使用。

谁在催你老?

器官衰老的早晚，科学家认为与端粒有关。作为细胞内染色体的末端结构，端粒是由DNA片段和蛋白组成的复合体，它像保护伞一般维系染色体遗传基因的稳定性。但每当细胞分裂，端粒都会“丢车保帅”——丢失掉一小段。随着端粒缩短和完整性丢失，保护作用逐渐减弱，细胞衰老终于来到。

对于衰老，普罗大众的看法是，过度耗费身体、营养不良、易动怒生气的人都容易衰老。当不能熬夜、行动迟缓、驼背拄拐时，衰老可能已悄然来临：人体结构和机能开始减退，工作适应性和疾病抵抗力下降。不过，截至目前，科学家对于衰老的定义尚无一致意见。那怎么测量衰老呢？美国巴尔的摩老年学中心就通过24项数据评价身体衰老程度，如肺活量、血压、血红蛋白、听视觉、最大工作效率和反应时间等。

对身体衰老的机制，科学家也有多种解释。比如，德国的魏斯曼就认为，长寿对物种是有害的，因为年迈者会占用年轻人的资源。20世纪60年代，英国生物学家汉密尔顿为研究衰老还建立过数学模型。汉密尔顿的衰老理论可概括为，如果我们让有性生殖生物的繁殖期提前，那么经过若干代后，其寿命就会缩短。从这点看来，人类集体晚婚晚育将可能让第N代子孙更为长寿。

艾伯特的一项调查曾得出有趣的结论，“父母长寿者，子女也长寿”；此外，女性寿命相较男性也多5～10岁，科学家借此认为衰老与遗传有关。也有科学家认为，衰老与否由生物钟控制，寿命长短早有预定的时间表。身体一旦迈过特定时间点，衰老就将上演。人生如戏，幕幕情景早已印刻在节目单，大幕关闭之日便是谢世之时。此外，还有误差、色素、突变、内分泌功能减退、自身中毒、交联学说，林林总总，不一而足。

外部环境因素也影响人的衰老程度。人就像一台机器，只要保养得当，常加润滑、检修就能延长使用时间。要知道，生活节奏快、工作压力大与糟糕的饮食（油腻、高脂肪食品）将加速人体衰老。忧郁、焦虑的情绪将干扰免疫系统活力，增加心脏病的发病概率。缺乏锻炼可能引起体重超标、新陈代谢减缓，让肌肉关节衰老得更快。

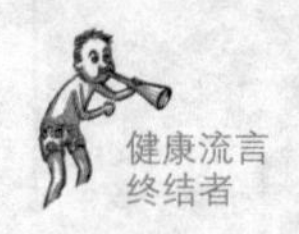

面子工程：抗衰

哈曼提出的自由基学说，在衰老理论里影响甚大。他认为，身体产生的自由基，在体内横冲直撞，发生化学反应，损伤机体引起衰老。很多化妆品打着“抗氧化、除自由基”的口号，就与此有关。看待衰老，人们好以貌取人：随着时间流逝，皮肤日渐枯萎——弹性丧失、色素沉着、皱纹增多。80年前，法国诗人保罗·瓦莱里认为“人最摸不透的是他的皮肤”，而对抗衰老，人们喜做“面子”工程，这或是化妆品产业如此红火的缘由。

我们敌不过衰老，只能延缓它的到来。永葆青春的灵丹妙药成为人们的企求。目前，已有超过800种药物为延缓人类衰老而研发，但令人烦恼的是，市面上任何抗衰老药，即使那些含抗氧化剂或生长激素成分的，也无法延缓衰老，甚至会产生危害作用。如此看来，还是少心存幻想为妙。

“种植”长寿基因

在探索延年益寿的道路上，科学家在基因里找到了兴奋点。2009年2月，德国基尔大学的科学家宣布，他们在百岁老人体内找到了共有的“长寿基因”。

例如，这种FOXO3a基因在95岁及以上、有日本血统的美国人体内普遍存在。这意味着，可以通过筛选人类DNA宝库找到长寿相关基因。若能在身体内植入“长寿基因”，那么人类衰老与衰老引起的相关疾病也将迎刃而解。不过，想通过改变基因延长生命、延缓衰老，还有一段很长的路要走。

行文至此，不禁想起世界卫生组织曾提出的口号：“给生命以时间，给时间以生命。”前者是对生命长度的渴求，后者是对生命厚度的追寻。换句话说，与其一味恼心烦力地寻找对抗衰老之策，不如真正地成为你自己：效法自然、适应环境、从容应对。或许，这才是“尽终其天年，度百岁乃去”的平凡实用之道，在生命的有限长度里，构筑生命质量的无限厚度。

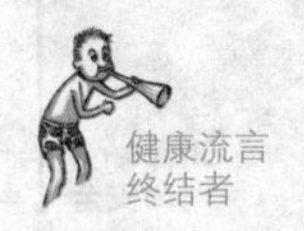

谁动了男人的头发？

达尔文、普京、希区柯克的共同特征是什么？
答案是，这几个男人都秃顶。
秃顶又称脱发，这问题让不少男士纠结。2008年10月12日，发表于《自然-遗传学》（*Nature Genetics*）杂志上的一篇研究报告指出，许多中老年男性面临的雄激素性脱发多数由体内两组遗传基因决定。这一成果被认为将有助于男性雄激素性脱发的早期检测和防治。

脱发是一种现代病

“灵魂的汁液汩汩翻上去，将水分输送到头部及大脑本身——这就是为什么大脑是湿润的，头部会长出头发的道理所在。”12世纪法国的神秘主义者希尔德加德如此说。

总量达10万～15万根的头发，矗立于身体最高处，让头顶就像一片大草丛。仔细观察一根头发丝，它的横截面略呈椭圆形，直径在45～90微米。它生命力旺盛：头发每天生长约0.3～0.5毫米，整个脑袋每月新长出的头发总长度大约可达到1.3公里。

除定期理发以缩短头发长度外，头发有时也会自行脱落。通常，头发每天脱落在100根以内属于正常现象，50岁后开始的脱发也是正常的生理老化。而今，很多男青年却“人未老，发先衰”——头发逐渐细软、稀疏，最后脱落。

首先，前额两侧的鬓角部位进入秋天——头发像树叶一样“脱落”，这一过程徐缓到你都未曾注意；随后，秃发继续向内陆延伸，数月至数年后，额上部和头顶部头发甚至完全脱光。

这种男性型脱发虽不危及生命，但却是一种常染色体显性遗传病。此外，激素、人种和心理等都可能影响头发脱落。不良的生活方式、饮食结构的紊乱以及防脱发产品的滥用等，都可能加速头发的脱落。脱发已然成为一种现代病。

作为男性脱发中最常见的一种，男性型脱发又称雄激素性脱发（Androgenic Alopecia）或脂溢性脱发，患者的头发过早“凋谢”，还伴有头皮皮脂溢出、较多的头皮屑。公元前400年，医学之父希波克拉底就已注意到男性脱发与雄激素有关。他发现被割掉睾丸的“阉人”不会秃顶。现今的医学研究也已表明，头发的真正杀手恰是男人的标志性荷尔蒙——以双氢睾酮（DHT）为代表的雄激素。DHT一旦过高，就会导致毛囊萎缩、头发生长期缩短。

DHT为何会升高呢？原来，毛囊内含有一种叫作Ⅱ型5α-还原酶的物质。它像一个“二传手”，能将睾酮转化为DHT。二传手一旦增多，DHT便相应升高，脱发也将不可避免。Ⅱ型5α-还原酶在头皮毛囊中的分布也有讲究，相对于头顶和前额部的毛囊，头颈背部的毛囊较少发生脱发现象。因此，我们通常看到“马蹄形”头发——头的外

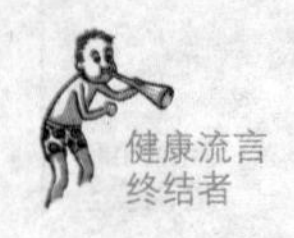

圈保留有头发，中央和前额形成“孤岛”，这就与“二传手”的选择性分布相关。

TIPS

头发从不“寂寞”——它的新生和脱落有着固定的周期轮回。从生长、衰退到脱落，头发大约分别经历三年、三周和三个月时间。毛囊是毛发的发源地，通俗点说，它俩通常是“一个萝卜一个坑”的关系。而毛发根部最宽大的部分——毛球，则是一群忙于增殖和分化的细胞群。当头发退化时，毛囊深处的细胞便死亡，在梳洗头发时，头发便和头皮分家永别啦。

这片草丛的茂盛度因人的性别、年龄、地域、体质遗传因素的不同而有差异。拿人种来说，亚洲人头发质地坚实，截面几乎呈圆形，其生长通常垂直于头皮向外生长；非洲人头发截面多为椭圆，质地不平滑，常扭结缠绕成一张网，而且头发多紧贴头皮平行向外生长；白种人头发就更花样繁多，有的硬挺如金属丝，有的绵软似波浪，它们的生长大多与头皮形成一个特定角度。

季节当然也很重要：夏季的阳光刺烈，会让头发进入一个脱落小高峰。好在每个毛囊都有自己持续不断的生命和节律周期，在正常情况下，这片草丛密度稳定，即便每天都可能有50～100根头发脱落，依然不会出现局部“荒漠化”。

“脱发基因”的未来

《自然-遗传学》杂志发表的研究成果揭示，编码雄激素受体的AR基因和20号染色体短臂（20p11.22）位点上的基因变异，与雄激素性脱发有关。通过对1125名瑞士白种人进行相关测试，来自英国、荷兰、瑞士和冰岛等的科研人员终于在基因上发现了问题。

研究者指出："这两个基因遗传自母体或父体，一个出现在遗传自母体的X染色体中，控制男性荷尔蒙受体；另一个则出现在遗传自父母双方的20号染色体中。"英国伦敦大学国王学院的蒂姆·斯佩克特（Tim Spector）说："它为我们研究男性脱发提供了新方向。可以通过基因测试预测男性是否罹患雄激素性脱发，还可能创造出新的治疗方法。"参与研究的冰岛"遗传解码"公司也表示，在不久的将来，公司将向公众提供此项测试服务。

这一研究是否预示着，人类即将战胜脱发这一恼人问题呢？

对此，第四军医大学附属西京医院皮肤科教授王刚告诉我说："这还只是一个初步的研究发现，还需要做更细致的工作以明确具体的变异及其引起的功能改变。如果能够证明某一个或几个变异的确是发生男性型脱发的关键因素，就可以针对该变异进行基因治疗。但目前该发现与临床治疗之间还有很遥远的距离。"

本论文的第一作者，获得加拿大卫生研究院下设的衰老研究所2008年度奖金的布伦特·理查德（Brent Richards）也认为："我们目前只能确认罹患雄激素性脱发的诱因，治疗这种病症还需要更多研究。"

事实上，"易感基因的发现并不意味着疾病就能根治。从基因方面的理论认识到临床的治疗实践的跨越，这本身就是一个难题。比如说，牛皮癣（银屑病）的易感基因很早就已被发现，但目前牛皮癣依然是一种‘不死的癌症’。”上海长海医院皮肤科医生张智勇对记者说。脱发的病因及诱因多种多样，遗传和环境因素交织。因此，脱发在目前是不能根治的，只能缓解或对症治疗。

拿什么拯救你，我的头发？

恢复茂密的头发，不但是脱发男人的由衷愿望，也是众多医学专家力图攻克的堡垒。恼人的是，面对这小小的毛发问题时，人类的有效招数却寥寥无几。

当然，戴一顶假发最直截了当，伊丽莎白一世喜欢戴光彩夺目的金色假发套；法国国王路易十四也把假发当作增加威严的工具。但假的永远是假的，不会改变脱发这一根本性问题。那么，有没有什么药可以吃呢？答案是有。

目前，比较成功的药物是Ⅱ型5α-还原酶抑制剂，它的治疗机理很明确：通过减少5α-还原酶的数量，特异性地降低头顶部DHT的浓度，便能防止头发毛囊的继续萎缩，还能使已萎缩的毛囊恢复生机，并逐渐长出头发。它有一定效果，但需要长期服用，还可能有引起性功能减退的副作用。

对于市面上的防脱产品，如某些宣称具有“防脱、生发”功效，含有植物平衡素、动能生长素等物质的洗发水，还有热门的纳米防脱洗发水等，我们要擦亮眼睛。洗发水的主要功能是清洁头发，洗掉污垢油脂。仅通过洗发那短暂的几分钟，要产生广告宣传的作用，几无可能。广告宣传中的美好字眼——营养、和谐、平衡，只是一种炒作手段，吸引眼球罢了。

目前，最热门的治疗手段当属手术，进行头发移植。1959年，纽约的皮肤科医生诺曼·欧伦泰（Norman Orentreich）首次成功将后脑勺上的毛囊移植到了头顶部的“秃发孤岛”。他发现，移植后的头发仍能保持原来的特性并继续生长。头发移植虽立竿见影，但花费巨大，并需要多次手术治疗。由于没有针对“病根”——5α-还原酶，所以移植后的头发依然有再次脱落的风险。

口气不雅

恋人相处、商务谈判……开口说话时，难闻的口气常变身为搅局者，让恋人间难以卿卿我我，谈话难以深入，口臭甚至可以成为夫妻离婚的理由。口臭绝非小事，可为什么有些人的口气会很重呢？如何才能保持24小时口气清新呢？

何处来？

这是个值得细说的问题。据美国《全球牙科新闻》（*The Global Dental News*）杂志介绍，导致口臭的原因有很多，如食物残渣未能及时清除，龋齿内有腐败物，牙龈发炎或出血，患有疾病如呼吸道感染、慢性支气管炎、糖尿病、肝肾疾病等。

很多人都认为，食物会影响口气。比如大蒜和洋葱就让人避而远之。的确，它们含有的辛辣物质（如硫化物等）被人体吸收后，随血液到达肺脏，会随着呼吸被排出。只有当这些物质在体内代谢完毕后，口气才会消失，而刷牙、漱口只能暂时压制这些气味。

奶制品也是口气制造大户。之所以如此，可能与口腔内厌氧菌分解蛋白质后，产生挥发性的硫化物有关。含高蛋白的食物，如牛肉、鸡肉、鱼，也可能产生怪怪的口气。糖也是口气帮凶。糖的存在能帮助细菌加速复制，制造更多硫化物。此外，细菌利用糖分后，会降低多聚糖的水平，后者的减少会导致牙齿及周围大量菌斑滋生，引发龋齿或牙周疾病，于是口气也会变差。

口干也会让人口气难闻。唾液能清洁口腔、清除掉食物残留，而唾液分泌减少所致的口干，会让口腔内环境“脏乱差”——口气自然袭来。大多数人晨起后，自觉口内味道异常，就是唾液分泌减少的原因。张口呼吸的人，感觉将更加明显。

口腔内病菌作怪，最常见的就是口臭。潜伏在舌下或牙齿中的细菌，能分解蛋白质，产生含硫气体，形成臭味。此外，一些有机酸也与口臭有关，比如，吲哚、甲基吲哚和尸胺常存在于粪便中，产生腐败的难闻气味。骇人的是，它们也会在口腔出现。口腔内细菌分解食物（尤其是蛋白质），就会产生吲哚、甲基吲哚和尸胺。

2008年，美国纽约州立大学布法罗分校口腔医学院的研究人员证实，一种名为S.moorei的细菌是造成口臭的罪魁祸首。这种细菌存于舌头表面，分解食物残渣后产生有腐臭味道的硫化物。研究者以此建议，每天用抗菌牙膏和带有舌苔刷的牙刷清洁牙齿和舌头表面，有助于减少不良口气。

我有没有？

口臭，像一种隐疾——自己察觉不到问题严重，他人又不好意思提醒。有没有简单的办法评测呢?

一般说来，目前有三种诊断口臭的方法。医学上的两种方法分别是气相色谱分析法和硫化物检测。它们不但对口气进行定性定量分析，还能分辨出臭气的具体物质。最后一种方法，也就是感官分析法，是目前最客观标准的诊断办法。简言之，感官分析就是让别人凑近你呼气的嘴巴，亲自闻一闻。这些嗅觉灵敏的嗅辨人员会对气味进行分级评分。

比如，0分代表无臭，1代表几乎察觉不出；4代表重度口臭，仍可以忍受；5代表无法忍受的恶臭。生活中，让你身边的密友代劳一下，也是具有效力的。换言之，别人闻到你的口气后表情难堪，那你至少是中度了。

自检自查口臭的方法有很多。你可以双手捂住口鼻，呼一口气闻闻看。一般来说，这种方法还较难检测是否有口臭。另一个方法是用牙线。用干净的牙线清洁牙缝后，闻闻牙线的味道，便知道是否有口臭了。再或者，用舌头中部舔下干净手腕，待水分蒸发后，闻闻有无怪异味道。这个方法最实用，特别适合饭后想确认嘴里有无异味的人。

牙口不好，口气多半也不会清新。倘若患牙周疾病，牙龈红肿发炎，牙槽骨化脓，就会产生口臭。

有口臭，怎么办？

几年前，美国牙科协会发布报告称，约有50%的成人患有口臭。北京大学口腔医学院曾在《中国健康教育》发布报告，他们通过对2000名居民的调查发现，26.4%的人自我报告患有口臭，45%的人不了解口臭的主要病因。有近三成人试图用漱口液或口香糖来消除口臭，而求助医生解决问题的人只占到2.5%。

广告里，口香糖让男女可以靠得更近，“口无遮拦”地畅快呼吸。没错！嚼口香糖有助于口气的消除，它能借助自带的气味来掩盖臭气，使口腔感觉干净清凉，但其效果持续时间较短，需要经常咀嚼，或者救急使用，比如在亲吻之前。

克里斯皮安·斯库利（Crispian Scully）曾撰文指出，口香糖、香芹、薄荷、丁香或茴香种子，甚至含有口气清新配方的喷雾剂，都仅能“暂时提供一丁点掩盖臭气的作用”。换言之，它们只通过制造自己的气味来掩盖臭气，并未能从根本上解决它。那漱口水的效果又如何呢？现有证据表明，含抗生素成分的漱口水，如洗必泰、十六烷基吡啶，能有效去除口臭达2～3小时。这可能与其能杀灭或抑制产生气味的细菌有关。

对于患牙齿疾病的人来说，单纯的刷牙漱口只能算对症治疗，因为未解决牙齿疾病的根源，因此并不能消除口臭。事实上，对牙齿关爱多一些，定期去医院清洁牙齿或修补蛀牙，是根除口臭的重要步骤。

口腔卫生，是保持口气长久清新的基础，如每日至少刷2次牙，饭后漱口等。刷牙别忘刷舌头，以免残留细菌在口中繁殖过度引起口臭。晚上入眠前，使用刮舌器轻轻刮掉舌头表面的附着物，可以降低口臭的发生。进食时，避免葱蒜等辛辣食物，也能避免产生口臭。

一个广为流传的口腔清洁“妙招”是在睡前吃一个苹果。实际上，残留在口腔内的果汁会被口腔内的细菌分解，产生酸类物质，反而会增加龋齿发生的可能性，同时亦不能清洁口腔。以此看来，睡前吃苹果并不算好事，若用其代替刷牙则是错误的。

文身，小心

雄健威猛的虎头文身在手术台上绽开，那位年轻人宽厚脊背上的精美程度丝毫不亚于《越狱》里米帅的文身，看得人怦然心动。遗憾的是，接下来情况急转直下，父母强烈反对，女友摆出“有它没我”的脸色，年轻人只能求助外科医生——挨刀割掉，然后植皮。

这残忍的情节，正是我要说到文身的缘由。

文身（Tattoo），被认为源自南太平洋上的塔希提岛，指在皮肤上烧或刻有颜色的符号和标记。文身最早出于宗教认同、装饰需要，有崇拜与驱魔的目的。现今的塔希提岛人和波利尼西亚人，仍把文身视为财富、社会地位、阶级差别的象征。

历史学家发现，最早的文身大多刺在人体的自然通道——口唇、鼻与外生殖器周围，起到“门神”的作用。在古代，文身需要忍受巨大的躯体疼痛，是勇气的证明。如今，文身秀的是另类美，甚至是潮人的标识。有报道称，美国30岁以下人群中有超过1/4的人至少文有1个图案。而一些NBA球员的胳膊上，早被形款不一的文身占据。火箭队球员拉沙德·麦坎茨就是个文身狂人，左肩文“Never Scared”，意为“从不畏惧”，右肩是“Always Ready”，意为“时刻准备着”。

类似于注射

1891年12月，英国人塞缪尔·奥赖利（Samuel O′ Reilly）从爱迪生的一款打印机中突获灵感，制造出文身机。经过一百余年的发展，现代文身机的基本构件几乎没有变化：消毒针头、管道系统、电磁振荡器及脚踏板。

在一群肌肉松弛的老硬汉主演的电影《敢死队》里，米基·洛克饰演的角色托尔开办了一家文身店，这里是硬汉们的根据地。片中，洛克在史泰龙的背部文上了骷髅标志，这成为不少人津津乐道的画面。洛克手中的道具，正是文身机的一部分。

针头以每秒50～3000次的频率在皮肤上刺孔，深度约1毫米，每针就是一小滴墨水，直达真皮层浅层。从医学角度看，这就是注射，比如用以祛皱美容的玻尿酸和肉毒杆菌素就是注射在皮肤真皮层的。差别在于，前者没有温柔专业的护士为你扎针，而且注射的还是颜料。

现代美容产业多是涂脂抹粉，在皮肤表面做文章。文身却“得寸进尺”，深入皮肤里面。当今世上最牛的文身人非英国老太太伊泽贝尔·瓦丽（Isobel Varley）莫属。她全身93%的皮肤均被文身占满（仅脸部除外）。2008年，她还在左后肩文上绿色蜥蜴，最近她还荣膺吉尼斯世界纪录，被评为文身最多的老年人。（如果搜索Isobel Varley

的名字，会发现更多惊艳抑或惊悚的照片！）

或被限制献血

敢于挑战吉尼斯世界纪录的不是一般人。一般人通常会在文与不文中纠结。没错，阵痛过后就是立等可见的漂亮图案，但背后到底有无安全隐患呢？

首先，色彩绚丽的颜料或文身师神秘的自制墨水是否具有医疗卫生部门许可，能否安全用于人体注射，是个大问题。FDA对美容行业监管严格，但在文身这件事上却有些出人意料地宽松。首先，有些颜料虽已获得FDA批准，但是否适用于文身还并无明确管理措施。其次，颜料大多含有溶剂、铅、汞等金属及部分杂质，作为打印机墨水或汽车喷漆完全合适，可能否注射入人体仍然很值得商榷。

最重要的是，文身作为一种有创操作，涉及皮肤的穿刺甚至出血，无疑具有传播疾病的风险。据FDA网站介绍，文身的主要风险包括感染、文身去除困难、过敏反应、肉芽肿、瘢痕疙瘩形成等。过敏反应和肉芽肿正是机体对外界颜料或损伤所作出的反应。

目前，尚无因文身而传染艾滋病的记载，但未经消毒的文身过程依然有导致梅毒（由梅毒螺旋体引起）、乙（丙）型肝炎（由乙肝病毒、丙肝病毒引起）与某些细菌感染的风险。鉴于上述风险，美国有不少州规定，在文身12个月后方能参与献血。原因不言自明，就是担心乙肝传播。

文上不易，除下更难

抛开上述缺陷不谈，文身的最大风险在于不能后悔。贝克汉姆的左前臂上文有古印度语“我爱维多利亚”，可惜却把老婆姓名文错了，一时传为笑谈。“文身”这个紧箍咒一旦戴上，想要脱掉还真不是那么容易。

美国得克萨斯理工大学卫生科学中心马瑞娜·阿姆斯特朗（Myrna Armstrong）博士研究发现，超过50%的人文身后不久就希望自己回复皮肤完好无损甚至从没文过身的状态，其中尤以女性为甚。

发表于2008年7月《皮肤科档案》（*Archives of Dermatology*）的调查结果显示，文身虽换来一时新鲜，但心情转换后带来的问题却更大：穿着问题、尴尬、文身会对工作产生不利影响的忧虑。

换句话说，文身只是一时光鲜，随时光流转后大多会被厌弃。

要知道，注射入真皮层的墨水，绝非想洗就能洗掉。出于防护性目的，颜料颗粒将被纤维组织包裹，并成为皮肤的一部分。这意味着，当你想除掉文身时，或许只有外科医生能帮得了你——通过外科手术切除文身的皮肤或对皮肤进行深层磨削，一旦文身面积过大，还必须进行植皮。这些方法的潜在并发症是皮肤瘢痕。而从美学的角度上看，瘢痕比文身还要丑陋。

而今，另一备受关注的方法是激光照射治疗。听上去简单，却藏有隐忧。美国国立毒理学研究中心发现，激光分解颜料时会激发化学反应，产生致癌物和可诱导突变的降解物，随后被机体吸收。有德国科学家报道，激光照射治疗后，红色和黄色颜料所产生的有毒物浓度会上升70倍。毫无疑问，对健康无比重视的你我绝对会对此皱眉！

你的皮肤你做主。文身属于个人自由，但作为被文身的对象，还是要看文身师的器械和墨水是否过关，手法是否遵从无菌原则。就我的观察，在我生活的城市里，文身店像是灵异古屋般幽暗深藏，门口无一例外被密密匝匝的文身图案海报围拢，非常骇人！

在文身机开动前，再想一下吧！光洁干净的皮肤，天然完美的人体外衣，你真的舍得吗？

文胸也凶猛？

每年10月，都有一场“粉红丝带乳腺癌防治运动”开展得轰轰烈烈。乳房，既有养育功能，又是性的表征，是女人极为看重的身体部分。文胸，作为乳房最亲密的朋友，都市传说自然多多。我想女孩们会想知道如下问题的答案：文胸真能预防乳房下垂吗？文胸佩戴时间过长，乳腺癌发生率真的会升高吗？

下垂挡不住

玛丽莲·亚隆（Marilyn Yalom）在《乳房的历史》中说：“关于乳房，婴孩看到的是食物，男人看到的是性爱，医生看到的是疾病，商人看到的是金钱。”全世界的文胸设计师和制造商，都在挖空心思地取悦女人。

我们不能小看文胸。分开来看，它有40余个部件，是设计最精密的物件之一。迄今已有26000多个相关专利注册，全球每月约有800多种新品上市。

英国动物学家戴斯蒙德·莫里斯（Desmond Morris）曾在《裸女》一书中谈到乳房形状的改变：刚成年时乳房坚挺，成为母亲之后胸部完美，中年妇人乳房松弛，老年期胸部下垂。总而言之，乳房像其他器官一样，也会衰老。

文胸的作用之一是支撑，它以人工干预的方式，让胸部挺拔傲立。可是，这样真能延缓下垂的到来吗？答曰，非也。

首先，胸部下垂就像盛夏过后是深秋，无法阻挡。从解剖学上看，乳房由脂肪、脂膜、乳房小叶、输乳管、血管、神经和淋巴管等组成，仅有乳晕和乳头部位能找到少许肌肉组织。换句话说，它颇似挂在胸口上的柔软脂肪球。傲然耸立的关键在于皮肤、韧带、结缔组织和肌肉的拉伸力与垂直向下的地球引力做对抗。决定拉伸力的因素，则包括皮肤和韧带弹性，这又取决于你的基因、饮食和年龄等。遗憾的是，我们终究斗不过自然。

其次，佩戴文胸时乳房肯定不下垂。即便是老妇人，选择恰当的文胸，依然可以信心满满，但脱下来过后就会原形毕露。关于这一点，文胸制造商都了然于胸。不过，令人意外的是，甚至有研究认为佩戴文胸者更容易乳房下垂！仔细分析，其中不无道理。佩戴文胸时，乳房的重力被文胸承担。原本提升乳房的韧带处于闲置状态。换句话说，韧带属于用进废退型，会因此变得薄弱而萎缩。日本和法国的一些研究可为此做证。

1991年，日本大妻女子大学的人类生活科学研究所调查发现，佩戴文胸会使乳房更加松弛，表现为胸围增大，但左右乳头间距增宽，乳房显得更加下垂。不过这项研究只观察了11名年轻女性，样本数太小，并不能完全说明问题。2003年，法国研究者对250名女性进行了

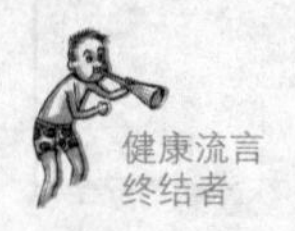

为期一年的观察，结果发现：不佩戴文胸初期虽有不适，但随着时间的延长，88%的女性感觉更舒服。测量结果也令人吃惊，不佩戴文胸后，她们的胸部更为坚挺结实，富有弹性。

无关乳腺癌

下面这条都市传说，你肯定不陌生。“每天佩戴文胸12小时以上，或睡觉时佩戴文胸，会引发乳腺癌。”承托乳房、舒适、美观又轻盈的文胸，会变成一件大杀器？

不用担心，这无疑是谣传。仔细追踪，这种说法起始于1995年。当时，美国一家名为文明病研究所的两位学者，出版了《衣装杀人：论文胸与乳腺癌的关系》（*Dressed to Kill*: *The Link between Breast Cancer and Bras*）一书。书中描写道：通过调查5000多位女性，研究者发现，每天戴文胸超过12个小时的女人，患乳腺癌的可能性比短时间或根本不戴文胸的人高出20倍以上。

一石激起千层浪，不明就里的女性民众无不担忧，如何佩戴文胸成为热议话题。很快，美国癌症协会专门辟谣，称该书两位作者的研究不符合流行病学研究的标准，数据和结论都不可信。

文明病研究所的两位学者宣称，文胸紧箍着乳房，抑制了乳腺区域的淋巴回流，导致毒素在此区域集聚，进而导致癌症。这种理论看似合理，实则很不靠谱。医学上，乳腺癌的发生与多种因素有关，最主要的一点在于，雌激素的水平与乳腺癌的发生关系密切，大量雌激素的分泌会促使乳腺增生，从而增加患乳腺癌的风险。换句话说，影响雌激素分泌的各种因素都与乳腺癌有瓜葛。比如，女性月经初潮过早或绝经过晚都是公认的危险因素。

20世纪40年代出现的钢圈，对文胸而言是个革命性创新。但最近又有说法称带钢圈的文胸戴不得，因为罩杯底部的钢圈对皮肤形成了很大压力，使其紧绷，致使淋巴回流更为严重。事实真的这样吗？

乳房的淋巴系统丰富，分为浅、深两组。总体而言，乳房的淋巴主要流向腋窝淋巴结。换句话说，它向侧上方的腋窝方向流淌。因此，带有钢圈的文胸，对乳房淋巴回流影响并不大，更不会引起所谓的毒素集聚。

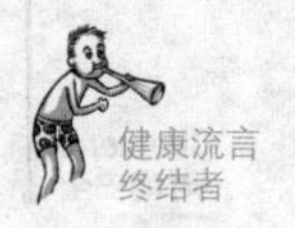

美瞳：拿安全赌美丽

“你知道角膜也有年龄吗？”这是市面上一款隐形眼镜的广告词。某些号称预防角膜衰老的隐形眼镜，正受到人们热追。很多人感到疑惑，隐形眼镜和角膜关系有多大，我们该如何选隐形眼镜？颇受女生欢迎的美瞳，其效果到底好不好？

独特的角膜

毫无疑问，眼睛是人体中最伟大的器官之一。或忧郁无神或灵动含情的双眸，是精巧而完美的构造。

角膜，则是眼睛上最独特的一部分。这块凸形的高度透明物质，直径比一角硬币都小，其最厚处也仅有0.6毫米。如此薄润的角膜，还分为5层结构。以最外层即上皮层来说，上皮细胞能够紧密“站队”，构成致密的质膜，阻止大部分微生物的侵入。

角膜的特殊之处在于，血管在角膜的边缘“戛然而止”，因此角膜上没有血管分布。这带来的好处是，保证了角膜的“纯净无瑕”，使之保持高度透明的状态，以利于光线透过。试想，若角膜上布满血管，那人类看到的景象都将罩上一层红色。双眼布满血丝又如何解释呢？其实，这是结膜充血所致，而角膜是绝不会充血的。

没有血管，角膜靠什么存活呢？答案是眼泪。泪液中含有角膜所需的各种营养，氧气则是其中最重要的。长期用眼会使眨眼次数、角膜与泪液亲密接触的机会、角膜获得的氧气都变少，使角膜变得干燥，从而使眼睛开始显露疲态。

角膜需要氧气

天增岁月人增寿，角膜会随着人年龄的增长而发生一些变化。从这点来看，角膜无疑是具有年龄的，我们应该关注角膜的健康。

像身体其他器官一样，角膜也有自己的生与老。正常人的每个角膜中约有近35万个内皮细胞，但随着年龄增长，每年都有近0.5%的内皮细胞凋亡，造成细胞密度的降低。人出生时，每平方毫米角膜上约有近4000个细胞，中年时为2500个，老年时则只有出生时的一半。这也是老年人两眼昏花的原因之一。

我们阻挡不了角膜衰老的步伐，只能去尽力延缓。而角膜的年轻度正与其所能获得的氧气息息相关。一般来说，角膜至少需要10%～12%的氧气。而在夜晚睡眠时，闭合的眼睑像拉上的门帘，会阻挡氧气的进入。此时，角膜的供氧大约为7%，其后果是次日起床时角膜会轻度水肿。好在，角膜对轻度的缺氧具有适应机制，角膜后方的房水也能供应部分氧气。晨起时，你也很难感受到这种水肿。眼睛睁开后，角膜重新获得大量氧气，水肿便逐渐消失。

隐形眼镜的伤害

隐形眼镜是由捷克化学家奥托·威特勒（Otto Wichterle）在20世纪60年代最先发明的。经过半个世纪的发展，隐形眼镜家族种类庞杂，有了软性和硬性、日戴和长戴、传统和抛弃、矫正和治疗等不同功能类型的区分。可无论如何隐形，它都需要“潜伏”在角膜表面。

隐形眼镜阻隔了角膜与空气的亲密接触，无形之中降低了角膜获得氧气的能力。研究显示，佩戴隐形眼镜后，角膜能从空气中获得的氧供只有5%～12%。如此大的变动比例与眼镜的材质、透氧度有关。

而长时间佩戴隐形眼镜会使角膜严重缺氧，变得像砂纸摩擦后的玻璃一样粗糙，病菌可能乘虚而入，引发角膜炎。这种以眼红、干涩疼痛、怕光、流泪等不适感为表现的角膜炎，严重时可导致失明。有研究显示，在发达国家青少年失明眼病中，因戴隐形眼镜而造成感染性角膜炎的失明率占首位。

这听上去很惊人！隐形眼镜虽没有镜架、镜片这些麻烦的配件，却可能悄无声息地制造伤害。在角膜衰老的路途上，隐形眼镜的出现可能会加速这一过程。以此观之，透氧量高的隐形眼镜，无疑对角膜的健康更有益。

目前，评价一款隐形眼镜优劣的标准之一便是透氧量。高透氧性的隐形眼镜能改善角膜的氧气供给，带来真正的健康保护。当然，环境不同，空气中的氧气含量也不一样，选择透氧量高的隐形眼镜显然对眼睛健康更有利。

另一个评价指标是“含水量”，这也是评价隐形眼镜的常用参数。含水量高的眼镜能减少眼球充血的情况，但会让角膜更加干涩，因此适合“水灵”的眼睛——泪液分泌多的人使用。而含水量低的眼镜，由于从角膜上获得水分的能力也会低，故适合干涩的眼睛使用。

在具体选配一款隐形眼镜时，配镜师则多将透氧量与含水量结合起来。

彩色危险

人们爱美，以至于连角膜都被装点起来，松石绿、水晶彩、宝石蓝，总有一款与你今天的衣着搭配。市面上标榜具有美瞳效果的彩色隐形眼镜正成为越来越多女生的新宠。但问题也随之而来：此类产品具有潜在危险。

首先，彩色隐形眼镜的佩戴者多是冲着变一双具有异域风情的眼睛而来。这种眼镜会在普通隐形镜片上加镀颜色。若将镜片放大，你就会发现镀上去的颜色恰好堵住了镜片的部分透气孔，从而阻挡眼睛与氧气、水分的交换，降低了镜片的透氧透气性。

其次，彩色隐形眼镜的周边都被染上颜色，其中央直径一般会固定在4～6毫米，而人的瞳孔却可随光线亮度而扩大或缩小——当光线过暗时，瞳孔会放大，直径增至6毫米以上。此时，隐形眼镜反而阻挡了部分光线进入眼睛，造成夜间视力障碍。

在夜晚或光线暗的空间戴彩色隐形眼镜会导致视物模糊，因此晚上和开车时都不宜佩戴。此外，在稳定的光线下，彩色隐形眼镜会因眼球移动而阻挡视线，容易出现视疲劳，也不宜长期佩戴。读书时戴有色隐形眼镜也不安全，因为这会导致眼球移位，遮盖瞳孔，影响视力。

在国外，美瞳多具有特殊的医疗用途。比如角膜有白斑的病人，佩戴一款与周围虹膜一样颜色的眼镜，便能遮挡住角膜上的“瑕疵”。但如今，美丽已经被武装到了角膜，市场上纯以美观为目的的各种彩色隐形眼镜便也应运而生了。

2005年年底，美国总统小布什签署法案规定，购买、佩戴有色太阳镜或彩色隐形眼镜时，必须在专业眼科医生的指导下进行。2006年10月28日，美国食品药品管理局也警告：若擅自使用装饰性隐形眼镜（即彩色隐形眼镜），可能出现严重眼部损伤，甚至失明。

总之，美瞳类彩色隐形眼镜，顶多算是一种时尚道具，并不是矫正视力的好帮手。

TIPS

佩戴隐形眼镜须注意

1. 隐形眼镜配搭要因人而异。首先要接受眼科医师的指导，确定是否适合佩戴。如急性结膜炎、泪囊炎患者，角膜上皮不健康者则不适宜。

2. 镜片应正确、卫生地保养。佩戴时，对镜片进行严格的消毒、保养，避免用自制生理盐水、自来水冲洗镜片，更不能将镜片放入口中湿润。

3. 能否过夜根据镜片特点。日戴型不适宜佩戴过夜，白天戴镜时间也不宜过长，以6小时内为佳。长戴型的最长戴镜时间不宜超7天，每周最好有2天戴框架式眼镜。

4. 出现不适立即摘掉。若佩戴时出现眼睛涩痛、红赤、怕光、流泪等不适，应立即摘掉隐形眼镜，到正规医院诊治，在获得专业医师许可后方可重新戴镜。

5. 定期检查保护眼睛。佩戴隐形眼镜一段时间后，应养成定期到医院做眼部常规检查的习惯，保持双眼的健康。

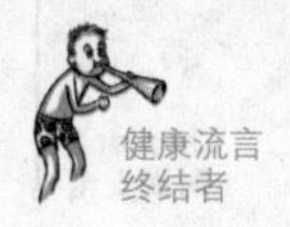

敷面膜到底有什么好?

一条关于面膜的微博曾让不少爱美的女士大跌眼镜，这条微博的内容是这样的：今天一女生告诉我，生命科学院院长演讲一场，彻底改变了她。院长痛心疾首地说，我就不明白你们女生为什么喜欢敷面膜。不知道胶原蛋白大分子不能被皮肤吸收也就算了，那厚厚一层玩意，不就是在脸上抹了层培养基么？还一敷敷半小时，皮表各种菌、各种虫高兴坏了，等你敷完都四世同堂了。

幽默调侃的同时，这段话愣是把女士们对面膜的美好想象击得粉碎。但事实上，这条微博只说对了一半。我们不妨仔细剖析面膜这种糊在皮肤上的"面具"，揭开面膜背后的那些小秘密。

面膜竟然不补水

先说正确的那部分。面膜的确不能给皮肤补充胶原蛋白，甚至连水分都补充不了。皮肤这道人体完美的屏障，外界物质很难穿透，它可以允许少量小分子营养物质渗透进入血液，但肯定会拒绝胶原蛋白这种大分子。市面上各类噱头的面膜，主要有泥膏型、剥离型和湿巾型，尽管广告中大肆宣传面膜含有各式神奇的美容、营养物质，能产生营养肌肤细胞、去角质黑头、保湿等功能，却几乎起不到作用。

较真的女士肯定会说，使用面膜后皮肤滑滑润润的，这不就是确切的效果吗？其实，造成这种感觉并不困难，只要在面膜中加入甘油、丁二醇等使皮肤感觉水润的原料就行了。因此，许多面膜的配方大同小异，它们只是在香味等特点上有所区分——比如石榴、玫瑰味等。

那么下一个问题是，面膜就是细菌的培养基吗？答案是否定的，这正是这位院长说错的部分。首先，人体皮肤上本来就存在着细菌，一个人身体里所有细菌等微生物占到体重的1/10。大多数时候，它们在皮肤上与人体相安无事。除非将整张脸高温消毒，或是生活在无菌病房，否则人脸就不可能杜绝细菌。

面膜里添加的各种有机物，远远达不到可以培养并繁衍细菌的程度。虽然面膜中有些成分可被细菌利用，但这并不意味着面膜就是细菌滋生繁衍的理想地。最主要的是，大部分面膜里含有防腐剂，防腐剂的成分主要为对羟基苯甲酸酯（paraben）。这种酯类容易被人体快速地吸收与代谢，安全性也很高，经常运用于化妆品及药物的防腐处理。防腐剂及其他抑菌成分也会对细菌的繁衍产生抑制作用。在众多化妆品里，面膜只是其中一种。市售的面膜自然有较为严格的生产与上市标准，对其中的细菌等含量也有较为严格的限定。因此，我们倒不用为其是否会滋生细菌而过度担忧。

不如做好防晒工作

美容界缔造过一个个神话，近年来，宣称可以补充胶原蛋白的面膜和口服胶原蛋白胶囊在市面上大行其道。遗憾的是，即便将胶原蛋白吃下去，依然无法使皮肤变得更富光泽。最主要的原因是，当它们进入消化道后，会被分解成氨基酸进入血液，无法满足“吃什么补什么”的愿望，无法起到保健作用。

对保护皮肤而言，确证有效的手段之一是避免过度暴露于阳光。有研究认为，80%的皮肤衰老与紫外线照晒有关。阳光中的紫外线可以造成皮肤细胞的DNA损伤，破坏真皮层里的胶原和弹性纤维单位，使皮肤显得缺乏柔韧度。出现雀斑、太阳斑也大多与过量的阳光照晒不无关系。

总之，对女性而言，敷面膜并不是一件要紧的事。避免裸露皮肤被阳光过量照晒，才是对皮肤最大的关爱。

Chapter Ⅳ

上班下班

Chapter Ⅳ

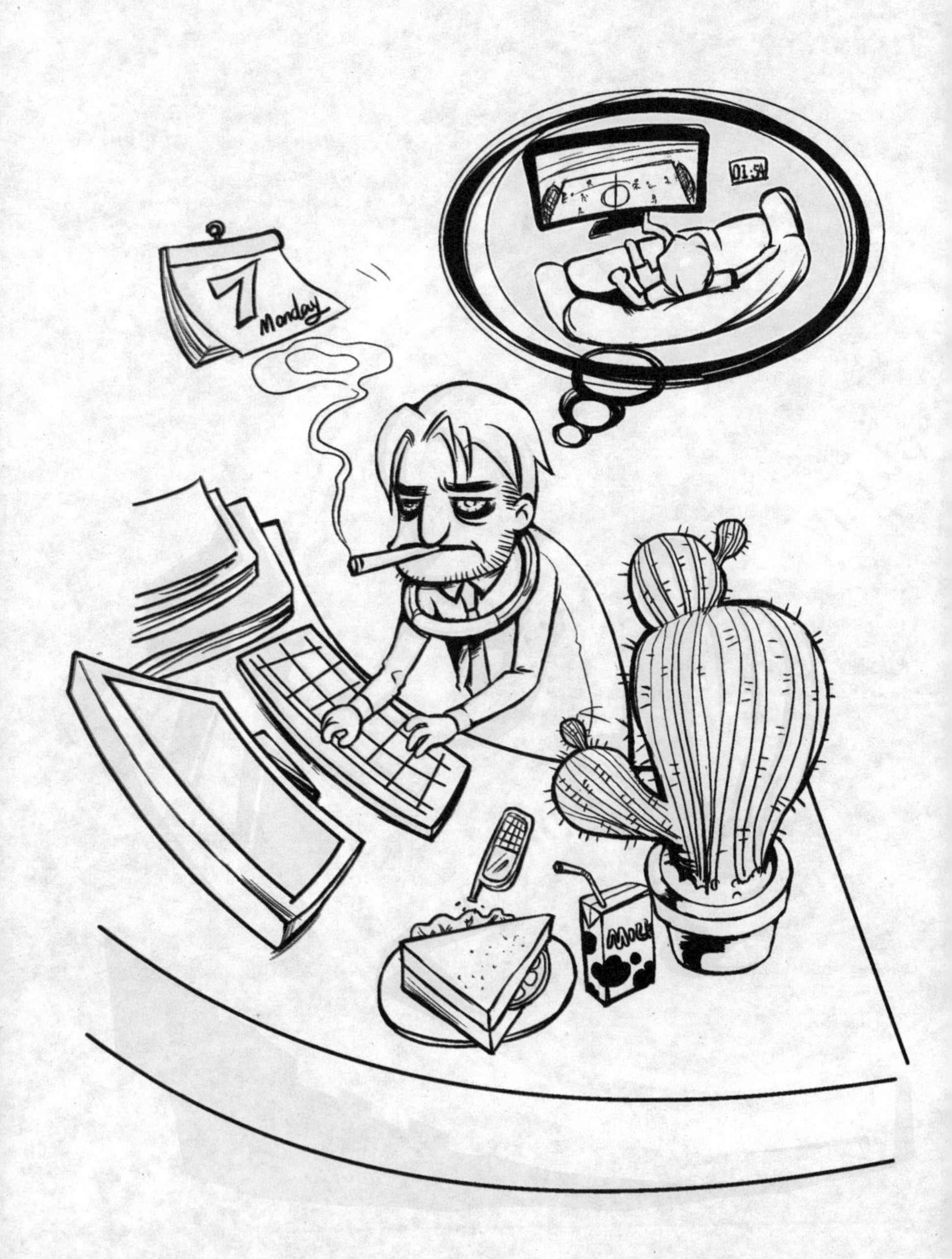
7
Monday
MILK

星期一是礼拜儿?

很多人都有过这样的体验，周一早晨风风火火去上班，那阵仗犹如兵临城下。遗憾的是，工作时却有如梦游，无精打采，注意力难以集中，毫无效率可言。人们理所应当地认为，这是周一综合征在发作而已。

对很多人而言，周一综合征犹如上班的生理周期，固定且规律地横亘在每周一大清早。有研究称，周一无精打采是可以用生理学解释的：经过周末的精神与身体卸压，人体生物钟难以自律地从懒散状态回归工作步调，难以适应工作应激状态。

《英国医学杂志》发表的一项研究报告称，在1986—1995年间，苏格兰地区在星期一因冠状动脉心脏疾病死亡的患者数量较其他时间增多。英国格拉斯哥大学的研究者分析了各种因素，也没找到合理解释。最后，作者认为这可能与周末的纵情豪饮有关，而周一大清早的工作应激可能也难辞其咎。

数年前，日本东京女子医科大学的一项研究则称，周一清早人的血压会上升。研究者选取了175名志愿者，在监测了他们一周七天的血压波动后发现了上述结果。有意思的是，血压上升主要发生在上班人群中。这意味着，很可能是工作应激导致了周一血压升高。美国CNN在报道上述研究发现时，非常直接地写道“周一清早，有害健康”。

对大部分人而言，星期一综合征更像是一个心理学话题。人人皆知周一慵懒困顿，是周日闲散的过渡期，真正优质高效的工作请周二再说吧。也有人用巴甫洛夫的“动力定型”理论来予以解释。这种理论是说，动物在一系列有规律刺激的作用下，经过多次反复与强化，大脑皮层能够进行一套与刺激相适应的功能活动，形成一种条件反射。换言之，周一总是因慵懒而无心工作，周五总是因快乐而无心工作。

星期一的低迷，很有可能传染给星期二。2009年，英国一项涉及3000名成年人的调查表明，稀里糊涂地“混过”星期一，将使星期二不得不面临“更严峻”的现实。首先，你必须完成周一拖延积留的很多工作；其次，你必须安排协调好整个一周的工作任务。调查结果显示，近半数调查者在每周第二个工作日的上午压力最大，这种压力会持续到当天工作结束。此外，每个星期二中午加班的可能性最大。

每个周一，我为之工作的实验室总是静悄悄的，很少有人安排动物实验，大家死鱼一般地坐在电脑前做点手头上的工作，粗心地查阅文献，要不就是上网查看最新的体育新闻。我打趣地向一位老师说：“嘿，周一综合征，对吧？”她耸耸肩，回复我道：“Sad but true.”

转眼到周二，大家则开始争着霸占实验台，拼命工作。

这个悲哀的事实真无法改变吗？我认为，我们终归可以做点什么。毫无疑问，周一工作低效的原因有很多。其一，人们寄情于周末的彻底放松，很少顾及正常生理规律；其二，若周一的工作并不急迫，在无须有价值的回报时，很多人都喜欢先敷衍一番。

心理学家势必喜欢开出这样的处方：自律。美国著名心理医生斯科特·佩克（M. Scott Peck）所著的《少有人走的路》一书，被誉为美国出版史上的奇迹，它让我这个周一综合征患者明白了自律的道理。

书中写道："解决人生问题的首要方案乃是自律。缺少了这一环，你不可能解决任何麻烦和困难。局部的自律只能解决局部的问题，完整的自律才能解决所有的问题。"必须承认，我反复把这段话咀嚼了很多遍，也自感人生仿佛从来没有用心过。自律乃是让自己强大的不二法门。你看，我强逼自己每周都去更新博客周志，正是对周一综合征的宣战。

可学医的我又深知，凡事还是悠着点比较好。如果周一就是难以集中精力高效工作，倒也别过分强求。毕竟，周二、周三、周四还在前头等待着我们。今夕何夕，星期一到底是礼拜几呢？

一定要睡足7小时吗?

我们的身体不是笔记本电脑，可以随时开关机。无论你如何压榨或透支生命，一生时光的1/3仍将花在呼呼大睡上。一个人只要连续五天不睡就可能危及生命。从这个意义上讲，睡眠甚至可以被称为人生头等大事。

睡眠何为?

“人为什么要睡眠，为什么人不能像计算机或机器人，可以随时开机保持高效工作？”很多高级白领和工作狂都念叨过这样的问题。事实上，就连电影《机器人总动员》（*WALL·E*）里的机器人瓦力都会日落而息，否则次日就会电力不足，显得毫无精神。对人而言，其实谁也无法完全表述清楚睡眠到底有多重要。你只需要知道，几乎所有动物都要睡眠，不能睡眠甚至有致命之虞。

许多关于睡眠的研究都认为，睡眠是一种有益于大脑的重要行为。它是维持高度生理功能的适应行为，是生物保持良好防御技术所必需的状态。换言之，睡眠是为了更好地清醒：充足甜美的睡眠能让睡醒后的大脑更加高效。

在科学家对人类需要睡眠的解释中，认可度最高、最经典的便是生物钟理论，即在全天24小时内，生理机制决定人体在生活上呈现周期性活动——睡眠、进食、工作、排泄等，都有一定的顺序。比如，睡眠的时间表通常是晚上十一点至清晨六点。

另一种被科学家广泛认可的睡眠理论对女性格外受用，叫作恢复论与保养论。恢复包括生理与心理两方面。生理上，睡眠能补回白天工作生活的精力消耗，就像人必须吃饭、喝水；心理上，睡眠能帮助完成清醒时还未结束的心理活动，如信息的处理等。保养论则是恢复论的补充。换句话说，睡眠犹如按下电脑的休眠键，能避免身体过度疲劳，更好地保存精力，维持身心健康。

人处于睡眠状态时，身体会进行一系列维持免疫功能和人体生理所必需的重要新陈代谢活动，如蛋白质合成、细胞分裂和生长激素分泌等。脑细胞得以修整，精力得以充分恢复，所有身体的机能活动下降，呼吸缓慢平稳，心率、血压降低，脑电波速度变慢，波幅变大，生长激素分泌达到高峰，免疫物质产生得也最多。

TIPS

失眠是怎么回事？

世界卫生组织曾把失眠定义为：入睡困难、睡眠表浅或早醒、睡眠后没有恢复感。这种症状至少每周3次并持续至少1个月，并导致明显的不适或影响日常生活（上述症状并非由神经系统疾病、使用精神药物或其他药物等因素导致）。

医学专家研究发现，60%的失眠都与精神因素有关。环境、工作、身

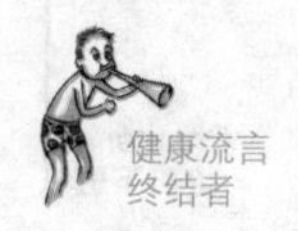

体因素或心理压力大、疲于应对生活琐事往往是良好睡眠的拦路虎。此外，房间过于明亮、有噪声，室内空气太干燥都将影响人的睡眠质量。

潜伏的危机

睡眠障碍变得这么普遍，只能算是人们在现代生活方式中自讨苦吃的一种后果。在诱惑太多，资讯和娱乐越来越发达的时代，城市的夜晚犹如白昼，凌晨才上床睡觉成为习惯。对睡眠而言，最大的悲哀是“当天睡，当天起”。不少人都要到凌晨1～3点才能睡着，早上醒来虽然看上去也是精力充沛，但节奏却比常人落后3小时以上。从医学上讲，这是睡眠时相推迟综合征的表现。其主要特征在于：入睡和醒来时间比期望的要晚；入睡时并无困难，睡眠时间长度与正常人也几乎相同，但就是不能在自己期望的时间醒来。

至于职场女性，更像两头烧的蜡烛——承担工作与家庭压力，发生睡眠障碍的情况更为常见。有医学研究者如此感叹：“女性可能是地球上睡眠被剥夺最多的生物。”而她们发生睡眠障碍的原因也更为复杂，最明显的是，女性睡眠质量的好坏有时会受到月经、怀孕、分娩和激素分泌变化的影响，在这些不同的生理阶段，睡眠障碍的发生概率更高。另外，女性比男性进入和保持深睡眠的难度几乎高一倍，这意味着，女性平均每天睡眠时间至少比男性多15分钟，才能满足次日的脑力和体力能量需求。

睡多久？

大部分人需要的睡眠时间约为每天7～8小时，平均7.5小时。不久前，芬兰国家健康与福利研究所对睡眠障碍和失眠的研究显示，每晚保证7～8小时睡眠的人在认知能力测试中得到的分数最高，而每晚睡眠超过9小时或只有6小时的人所得分数较低。

这么看来，睡得太多和睡得过少一样，都不是好事。不过，这也并不表示所有人都得睡足7小时，事实上，睡眠从来都是因人而异的。对于人到底睡多久才合适的问题，科学家也不能做出确切而统一的回答。

至于你是做早起的公鸡还是夜猫子，也不是一概而论的，这很可能取决于每个人具体的生物钟，所以想要睡眠甜美，需要把握和调整自己的睡眠周期，因为没有别人会比你更清楚自己在这方面的状况。

找回缺失的睡眠

曾有人总结出女性白领睡眠十大恶习，分别是睡前生气、饱餐、饮茶、剧烈运动、过度思虑、强迫入睡、习惯赖床、被子蒙头、张口呼吸、对着风睡。如果你正好有这些恶习，那就需要认真阅读下面的注意事项部分，从现在开始，下决心与恶习说再见，全身心培养合理睡眠的好习惯。

注意事项1　66天养睡眠

首先，你需熟知习惯的强大力量。习惯是在后天环境中习得的，是一种条件反射与对环境的适应。换句话说，当人们不带明确目的去做一件事，而非刻意地思考与盘算时，习惯就已养成。

2009年7月，伦敦大学的菲利帕·兰利（Phillippa Lally）教授在《欧洲社会心理学杂志》（*European Journal of Social Psychology*）发表报告称："我们发现对大多数人而言，在经过66天的坚持之后就会养成一种习惯。在开始培养某种习惯时，计划非常重要，即使在行动前几分钟去制订计划也是有百利无一害；好习惯的养成要靠环境和计划的影响。"

这一结论完全适用于睡眠！那么，就从今天开始，针对性地改变之前的不良习惯，并将它坚持下去，如果你有躺在床上思考的习惯，那就开始每晚做一个清空大脑的练习；如果你喜欢熬夜，那就从现在起，争取晚上10点开始洗漱，10点半前准时上床，11点前入睡。如果必须熬夜赶工作，早上也别赖床。设置闹钟在清晨6点时把自己叫醒，6点半前起床，做早餐，稍加运动。为了睡眠这一件健康大事，请将这一计划坚持66天。万事开头难，但是不要再找借口了，就从这里开始踏上优质睡眠的回归之路。

注意事项2 拒绝光污染

"灯光是一种毒品。滥用灯光就是危害健康。"美国得克萨斯健康科学中心的内分泌学家鲁塞尔·雷特曾这样说。作为褪黑激素研究专家，他发现夜间睡眠时照在视网膜上的灯光，会抑制褪黑激素生成。而夜间照明的增多则会影响人的生理节律，让人难以入睡，也会直接影响次日的工作效率。

恼人的是，人类依赖这个有光的世界。杜绝光污染的可能性微乎其微，但是我们应尽可能地降低光污染的危害。降低光污染危害的直接办法就是选择合适的灯具，白炽灯、卤钨灯是健康专家们的推荐。桌上的台灯则最好装上遮光性好的灯罩，避免光线直接照射和刺激眼睛。卧房装修上，用光也应选择以温馨幽暗为主，合理分布光源，照射方向、强弱要合适。这些看似与睡眠不太相干的事情，却是有助于获得良好睡眠的长远之计。

注意事项3　分床而治

当松软大床的另一边躺着你的伴侣时，双方的睡眠质量往往都会受到影响。这一说法绝非为了拆夫妻恩爱的台，有研究数据表明，同床共枕的夫妻要比分床睡的夫妻所遭到的睡眠干扰多50%。翻身、打鼾、磨牙等行为的确会干扰另一半的睡眠。

睡眠本身就是私事一件，没人能与他人分享睡眠。如果两个人的睡眠质量都不错，那大可不必把这个研究结果放在心上。但如果已经有一人睡眠质量较差，那么就应该分床而睡，为了健康着想，不应一味忍耐。

钛圈能治颈椎病?

钛圈，一种所谓的含钛高科技产品，一度在坊间热卖流传，据说它能治疗颈椎病、减轻身体疲劳。有人说，这东西很有用，戴上之后脖子不酸不硬了；也有人说，这玩意纯粹是忽悠人，不可能有作用，如果觉得有用，那顶多是一种心理暗示。作为此产品潜在消费者的你肯定会问：“钛圈真能治疗颈椎病吗？”

医学界反应冷淡

这种据称由国外某医生发明的钛圈，表层由液化钛（水溶钛）、炭化钛与硅胶混合物经特殊工艺制成。据广告宣传，钛圈“能调节人体微电流，微粒钛持续释放远红外线，可有效缓解肌肉酸痛，舒缓精神压力，改善健康状态，促进新陈代谢”。

若钛圈真有如此功效，医学界将更加兴奋。但相较于普罗大众对这种产品的追捧，医学人士对其反应冷淡并表示怀疑。

人体微电流，这是一个医学生理学中没有的概念。仅有一个与之相类似的概念——“生物电”——生物体在进行各种生理活动时所出现的电现象。但这一生理学概念却经常被各种保健品厂商大加利用，并从中渔利。目前没有任何医学证据表明，钛圈等钛饰品能对细胞生物电产生影响。

此外，一切有温度的物体都能发射红外线。换句话说，钛圈所谓的远红外线功能并不神奇。有一段话曾被广泛用来宣传钛饰品，它宣称佩戴钛圈使人“体温上升，背部肌肉放松，全身血液流动顺畅。钛圈形成的热量作用于两个方面：首先，身体局部范围的热量增加会使肌肉放松，并且刺激血液流动，增加的血液流动帮助身体更好地清除血流中由疼痛产生的作用物。其次，热量可以阻止皮肤上的神经末梢向大脑传递疼痛信号”。但若按这段话所言，人体腰骶部及脊柱等部位的温度将明显上升，比肢体正常皮温高出3摄氏度以上，这是不可能的。

心理暗示起作用

为何有些人觉得佩戴钛圈后有效果呢？其实，这多半是一种心理暗示。普通人并不了解钛金属的性质，具备的医学知识不多，加之钛圈销售店铺用一般人看不懂的外文说明书以及各种高深的专业词汇做广告宣传，常会让消费者晕头转向，误认为钛圈是一种高科技医学产品，从而产生购买的冲动欲望。

在购买钛饰品时，商家会有意让顾客手拎重物或举装满水的可乐瓶，然后对比佩戴钛饰品前后的变化。有些人会言之凿凿，说佩戴后感觉重量的确轻了。为何会有这种感觉？如若仔细观察不难发现，店员会在顾客佩戴时对其持续进行暗示：“我们的产品是高科技产品，

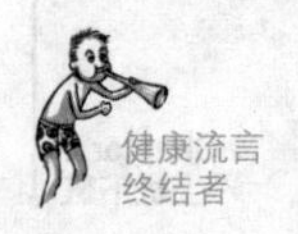

佩戴后应该（或肯定）会感觉轻很多的。”佩戴后则会反复问“你是不是感觉比刚才轻了，是不是？”从而使消费者的大脑里形成这样一种印象：佩戴钛饰品后重量会减轻。在这种印象主导下，你便可能做出符合商家预期的判断。这类似于赵本山在小品《卖拐》中把范伟忽悠到觉得自己一条腿短并进而变瘸了一样。

说白了只是装饰品

还是让科学实验说话吧。浙江大学体育科学与技术研究所王健教授曾做了一项试验，即采用科学仪器检测佩戴钛圈和不戴钛圈者提相同重量的水时，其用力肌肉传出的肌电信号。结果表明，钛圈对肌电并无影响，而肌电能客观地反映肌肉用力的程度。换言之，钛圈不会让你觉得更省力。

佩戴钛圈等钛首饰制品后，出于良好的心理期许，自己可能就会更加注意颈椎，进而改变了不良的生活习惯。或许，这才是你感觉钛圈有效的真正原因。医学上，这被称作“安慰剂效应”。换言之，虽然钛圈没有真正的治疗作用，但人却发自内心地相信它肯定有用，带有心诚则灵的意味。银白的光泽，质地轻盈而坚固，让它成为国际流行的首饰用材，备受年轻人青睐、推崇。但这并不等同于钛首饰及钛圈具有医学保健用途，钛首饰顶多是一种装饰，若说具有医学保健用途，则可能是在误导消费者。

如果一款项圈真能治疗颈椎病，便意味着它具有明确的医疗目的和医学用途，这样的产品将作为一种医疗器械，像药物一样在医院和药店使用并出售，而绝不可能会在各个商场的专卖店中兜售。如果你感觉脖颈不适，或者患有颈椎病，切莫相信这种钛圈的神奇功效，还是去正规医疗机构就诊更加靠谱。2009年，我国食品药品监管局医疗器械司标准处也表示，目前国家相关部门并没有批准将钛项圈作为医疗器械，对于商家所宣传的钛项圈可治疗颈椎病的功效，消费者不可轻信。

夏日驱蚊，你有几招？

在讨厌夏天的理由中，蚊子算得上一条。夜幕降临后，这种微型轰炸机一刻也不消停——环绕盘旋，伺机猎血。与蚊子斗争，成为每个夏夜的必修课——点蚊香、涂花露水、防蚊叮……可它们的效果到底如何？网络上还有驱蚊软件，这有用吗？

它们有毒？

一盘蚊香释放的有害物质与百支香烟无异，蚊香能致白血病，蚊香含有DDT……只要你上网，总能发现这样的消息。一味地偏信会让生活“跌份”，可不信心里又不踏实。做出选择前，你该首先了解：蚊香的有效成分是什么？点燃后，它会发生什么变化？它究竟是如何驱（灭）蚊的？

市面上大多数蚊香，其有效成分为（拟）除虫菊酯类杀虫剂。早在16世纪，波斯人就发现除虫菊的花具有杀虫作用，后来人们从中提取出除虫菊素。这是一种击倒快、杀虫力强、广谱、低毒、低残留的杀虫剂，但缺点是在日光和空气中不稳定。20世纪70年代，人工合成（拟）除虫菊酯后，它真正成为家用卫生杀虫剂的支柱。

在（拟）除虫菊酯中加入有机填料、黏合剂、染料和其他添加剂等，一盘盘蚊香便出炉了。在点燃后，（拟）除虫菊酯被释放到空气。按毒理作用，它具有驱避、击倒和毒杀三种不同功效。换言之，蚊子的感觉器官接触到（拟）除虫菊酯后，会产生本能的逃避反应。那么，它自然无力进犯你了。

可以放宽心的是，这种杀虫剂的作用机理和环境中的剂量，尚达不到对人体构成威胁的最低标准。

也有国标

网络上“劣质蚊香毒倒一家人”的事是怎么发生的呢？其实，这是中了毒性更强的杀虫剂的招数。劣质蚊香会产生有毒气体，若室内通风不良，很可能使人慢性中毒，产生鼻黏膜炎症、喉部不适、头晕、头痛等症状。

较之于正规产品，劣质蚊香的杀虫剂多是DDT与六六六，而非低毒高效的（拟）除虫菊酯类。这些成分杀虫效果更强，但却可能使人也中毒。而在20世纪80年代前，大多蚊香制品都是以DDT、六六六等禁用杀虫剂为原料，且其加工辅料也含有有害物质（如砷化物、苯并芘等），对人体健康危害甚大。如今仍有不法厂商为牟利，还在使用这些物质。

2001年，国家在对盘式蚊香制定的强制性标准中，就对蚊香用药要求、外观和感官、连续燃点时间、药效、有效成分含量等制定了标准。以燃点时间为例，每单盘盘式蚊香必须能够连续燃点多于7小时，中途不得熄灭；主要药物成分应不小于0.25%，且有效成分必须高效、低毒，对人体无害。

选购蚊香是件细活，这关系着一家人的健康。购买时应仔细查看产品有效成分。若蚊香结构松散，点燃后很快熄灭，或自觉味道不对、身体不适时，就应及时更换。

电的更安全？

电蚊香驱杀蚊子的原理与普通蚊香无异，它的优点在于不用点燃，更方便使用。而它释放出不同香味也并非因杀虫成分不同，而是因添加的香料成分不同。

就本质而言，传统蚊香、电蚊香按规定都必须含具有杀虫成分的化学制剂，因此很难比较谁更安全与低毒。毫无疑问的是，电蚊香未添加用于燃烧的辅料，不会产生烟尘，这将降低对它的吸入量。对于患有呼吸系统疾病（如慢性阻塞性肺病、哮喘）的人来说，使用电蚊香无疑更有利于身体健康。

此外，“传统蚊香一盘释放的有害物质与百支香烟无异”一说亦无准确科学依据。要知道香烟可比蚊香复杂得多。香烟点燃后产生的烟雾中，含有多种化学物质，如尼古丁、一氧化碳、氰化物，此外还可能含致癌物质如苯并芘、亚硝酸胺等。而蚊香的辅料和添加剂则要求点燃后无毒。

电蚊香与传统蚊香，哪一种效果更好？这是个很难说清的问题。前者使用方便，但价格稍贵；后者随处都可用，却可能引发火灾。由于采用的驱蚊配方基本一致，它们在驱蚊能力上应无太大差别。总之，萝卜青菜，各有所爱，应根据生活经验自行决定。

花露水与驱蚊叮

几十年来，科学家一直在寻求驱灭蚊子的最好方法。在他们眼中，理想的驱蚊剂包含如下属性：驱蚊效果至少达到8小时，对皮肤、气道黏膜无刺激，对身体无毒害，无油脂或味道。恼人的是，这样的产品仍未找到。

2002年，美国北卡罗来纳州的研究者马克·弗雷丁（Mark Fradin）在《新英格兰医学杂志》发表研究声称，含有N，N-二乙基间甲苯甲酰胺（DEET）的驱蚊水，只要少量就能保护人体免受蚊子侵袭达5小时。不含DEET的驱蚊喷雾剂，效果则差很多，有的驱蚊时间甚至不足20分钟，它们大多含有雄刈萱油、香柏、桉树、薄荷、香茅等天然植物成分。近年市场热门的驱蚊产品，如某款户外用驱虫（蚊）膏、防蚊手环等，都打着纯天然植物香茅的旗号，但实际效果并不好。

弗雷丁的试验意味着，选购涂抹于皮肤的驱蚊产品时应该看其有效成分是否为DEET或类似物。DEET有效的原因在于它迷惑了蚊子的嗅觉。要知道，蚊子全凭敏锐的嗅觉来寻找食物——你呼出的二氧化碳和体味信息都是蚊子的开饭铃声。但也有研究表明，DEET是通过使蚊虫感到不适而起效的。

花露水用花露油作主体香料，配以酒精制成。它能驱蚊，是利用了母蚊不喜浓烈花香的特性。但其在皮肤上挥发得快，因此保护时间不会长。添加驱蚊成分的花露水里常含有世界卫生组织推荐的伊默宁，这也是不错的选择，但最好每四小时涂抹一次。

美国疾病预防控制中心目前推荐的几款驱蚊产品中，就包括DEET，它在全球已安全应用达50年。另一款埃卡瑞丁（Picaridin，羟乙基哌啶羧酸异丁酯）则于1998年上市，被证实与DEET一样有效。柠檬桉叶油和伊默宁也在推荐之列。

驱蚊软件的噱头

能安装在手机、电脑上的驱蚊软件受到许多年轻人追捧。网络上此类软件众多，据称是通过高频超声波来驱蚊。

事实上，这种软件的功能十分可疑。首先，手机、音箱能否释放出高频超声波就值得怀疑。这种软件运行起来发出的嗡嗡声能被人耳听到，就说明它并非超声波。因此，装载一个软件就能发出高频超声波，其实是拿物理知识忽悠大众。此外，尚无科学研究证实这是一种驱蚊的有效方法。

安装在绿地或庭院里的灭蚊灯利用蚊子的趋光特性，将蚊子吸引，使其触电身亡。可靠的灭蚊灯要求耗电低、效能高。一般来说，灭蚊灯多用于公共场所，在家庭中使用也是近两年才有所增多。由于带电，所以有儿童的家庭要谨慎放置。盘式蚊香和电蚊香是家居防蚊的主流产品。需注意的是，它们多适用于15平方米以下的房间。房间过大，杀虫成分浓度降低，效果会打折扣！

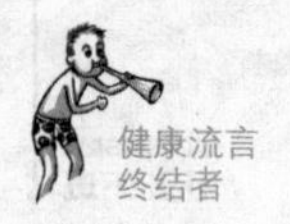

又见烟草

性感、迷人、时尚？全错啦，是口腔癌与喉癌、溃疡、二手烟。2010年世界无烟日的主题海报——“性别与烟草：抵制针对女性的市场营销”——如是写道。世界卫生组织的报告上说，烟草公司正在密谋将香烟送到更多女士的香唇间。

男性吸烟人群业已几近饱和，目前尚处于低水平率吸烟的女性群体则成为烟草公司的潜在客户群。一项针对151个国家的调查显示，在青少年人群中，女性吸烟率已达7%，男性为12%。在某些国家，两者持平。从烟草商的角度而言，女性客户无疑是有待开发的大市场。

独立、时尚、个性可以与吸烟挂钩，“吸烟能够减肥”，清新的水果、薄荷口味，无尽的影视剧场景，婉转地勾挠着女性吸烟的欲望。世界卫生组织称，若不立即采取综合措施，女性吸烟率将会快速上升。

吸烟可致肺癌，这已是不争的科学事实，烟草商对此心知肚明，嘴上却不说。某款出口海外的香烟上，除了人尽皆知的“吸烟有害健康”外，总算还加了一句“尽早戒烟有益健康”。遗憾的是，这总不能给人足够的警醒。

好在，各种民间组织和社会服务机构均已发动了剿灭吸烟行为的全球战争。前不久，一位朋友去美国，在宾馆房间内被罚250美元。他没有做什么“坏事”，仅仅因为抽烟。原来，宾馆在旅客告知书上，以加粗字体表明禁止在房间吸烟，违者重罚。朋友言辞切切，未能详细阅读，无意冒犯规定，表示绝不再犯，能否撤销处罚。宾馆答曰：罚款绝非目的！250美元的用途，是请专业人员对房间进行无烟化处理。史上最贵香烟就是这样诞生的。随后数日，朋友再也不吸烟，并将身边带的香烟悉数扔掉，表示归国后尽力戒掉。冲动的惩罚，也算带来了益处。

在其他地方，抽烟也变得越来越困难。2010年，我所就学的美国医院出台了新政策，规定医院所有附属停车场（库）悉数禁烟，并在医院周围划定区域不得吸烟。要知道，空旷硕大的停车场禁烟可要了很多烟鬼的命。烟鬼们通常在停好车位后，猛不迭地吸上一根，才“精神抖擞”地去上班。否则，踏入医院后便没了吸烟的机会。现在，这点卑微的小念头都被硬生生地剥夺了。

新政策出台之前，医院门口经常聚集着三两名穿着病号服，浑身上下医疗管线遍布，推着可移动输液架的老烟枪。他们像一道风景，驻守在医院门口。现在，如果犯了烟瘾，他们得推着输液架，跨过一条马路，到对面的小公园里去。换句话说，为了一根烟的欢愉，他们

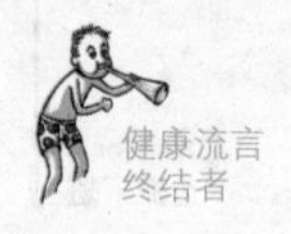

付出的体力、时间将成倍提高。这招看上去够“坏”，但医院门口清净了，对面小公园也少有人吸烟了。看起来，若将享受吸烟的难度提高，可能会在无形中降低吸烟的欲望。

在某种程度上，吸烟者就是“过街老鼠”。在美国，医生吸烟是件不可思议的事情。首先，吸烟与肺癌之间的关系已然明确。一位专业的医生若是烟枪一杆，便很难获得公信力，也难受到病人欢迎。其次，医生吸烟本身就十分不雅，在圈内既不流行，也不被认可，自然将销声匿迹。

当然，美国医生也曾被烟草业绑架与利用。这几个月，医院布展了上百幅香烟广告。它们大多制作于20世纪早期，广告的主题很一致：吸烟有益健康！海报上面不但处处有医护人员的身影，某些地方还打上了“医生最爱抽骆驼牌香烟”的字样。换句话说，连医生都说吸烟有益健康，你还犹豫什么呢？有的海报则向你传达，吸烟者更聪明、灵活、有力、健康，不吸烟者愁眉苦脸、软弱无力、愚痴木钝……今昔强烈对比，科学已完胜营销。以今天的眼光看，这些海报无疑具有反讽意味，也更发人深省。

而今，针对女性的烟草营销是否会像当年一样呢？这有待观察，但世界卫生组织已意识到问题的严重性：“烟草将在本世纪杀死10亿人口。认识到女性吸烟的危害，采取行动将拯救无数生命。”坚决抵制吸烟，吸烟可致癌症，吸烟等于谋杀——请告诉身边的每个人，并身体力行。

来不及说再见

有一种疾病，它杀人于无形，悄无声息，叫人猝不及防；一个白天还吆五喝六的健康人，一夜之间就可能再也没了气息。这就是心源性猝死（Sudden Cardiac Death，SCD）。2008年10月18日，就是这一被称为“静默杀手”的疾病夺去了谢晋导演的生命。向前推溯，心源性猝死的名人榜单上还有侯耀文、马季、高秀敏、古月等一大批名人。

医学上，“猝死”是指一个平时外表健康或病情已基本稳定的人，突然发生“意想不到、非人为的”自然死亡。说是自然死亡，概因已排除自杀、他杀、中毒、过敏、外伤等致死的可能性。“猝”则是迅疾的意思，因此大多数猝死者是在瞬间至1小时内死亡，很少有能挺过6个小时的。

猝死来势凶猛，其中70%左右是心源性猝死。心脏一旦罢了工，问题就非比寻常。2008年6月，美国心源性猝死学会网站上公布：全美每年心源性猝死者达到32000人。该病一旦发作，90%的患者难逃此劫。

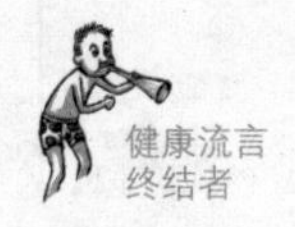

这颗拳头大小的心脏太重要了。它就是人体内的发动机。打从娘胎里开始，它就跳了起来。在人的生命长河里，它从不停歇，不分昼夜，时刻输出动力——泵出血液并维持其在血管内流淌。一旦发动机出现故障，人体这台大机器就要熄火停工。

有人或许会说，那再启动发动机不就OK了？问题绝非如此简单。

首先，人的大脑等不起。这个人体“司令部”里的脑细胞最为娇嫩，没有新鲜血液供应氧气和能量，3分钟后它就开始死亡。一旦超过5分钟——大脑可以忍受的极限，它的功能就几乎不可逆转地直转而下。

换句话说，若此时身旁无人，后果不堪设想；即便有同伴，若不懂心外按压、人工呼吸等技术，也可能错过最佳抢救时机。2010年6月1日，美国《内科学年鉴》（*Annals of the Internal Medicine*）发表的一篇研究，得出的结论很有意思。通俗点说，你的邻居是否懂得心肺复苏术（CPR），将事关你的生死。人们不免疑问，邻居何以关涉我之生死呢?

原来，美国密歇根大学的库米拉·萨松（Comilla Sasson）医生调研了某个社区2005年至2008年间的人口普查资料。他专注的是心脏骤停的发生率和街坊邻居对其实施CPR百分率之间的关系。结果非常有趣，作者发现心脏骤停高风险的街区，CPR实施的百分率通常偏低。萨松医生认为，尽管不能认为是CPR实施率偏低导致了心脏骤停，但他推断，若这些街坊邻居里懂CPR的人多起来，那或许能使心脏骤停的病例数降下来。

这篇研究的结果非常初步，但却给人很多提示。举例来说，美国若将现有社区人群CPR知晓率从27%提高至56%，每年便能多拯救1500条性命。这数字看似不大，却是你我徒用双手之功就可实现的。换言之，你我的双手，可以让某些徘徊在死神门口的人起死回生。

有人会问，有没有办法对付猝死这种突发灾难，或者做个“天气预报”呢？答案是：很难。心源性猝死就像抵在生命之门上的手枪，谁都不知道扳机会在何时被扣响。此外，各年龄段人群都可能发生猝死现象，尤以婴孩和中老年人最为多见。婴孩发生的猝死被称为“婴儿猝死综合征”。一个在晚上入眠时看似健康的婴儿，次日早晨便身体冰凉，再无啼哭。人们最初怀疑是父母在睡眠中不慎压到孩子才引起窒息死亡。不过，现今医学认为，呼吸血管系统的功能出现障碍可能才是关键。

中老年人发生的猝死一般都有基础疾病在先，其中最常见、最重要的病因莫过于冠心病。此外，各种心肌炎、心肌病及心律失常都能引起心源性猝死。在此基础上的诱发因素，就像压垮骆驼的最后一根稻草，让生命顷刻散架。这些诱发因素包括：精神紧张、情绪激动、过度疲劳、吸烟、酗酒、熬夜、暴饮暴食等。

防患于未然，人们依然可有所作为。首要的一点便是保持生活方式的合理有序。物欲时代，一切向前（钱）看，身在职场江湖，表

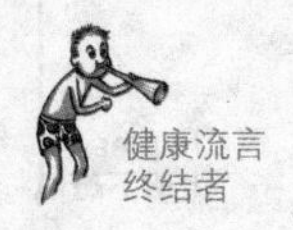

面光鲜、内心惊惶。精彩背后或许是满身疲倦，是时候劳逸结合，调整心态，好好控制自己的生活节奏啦。身体是革命之本，关心身体变化，注意各种警示信号，及时就诊医治，才能更好地工作与生活。

或许唯有这样，才能让这个“静默杀手”像哑弹一样——永远保持静默，不再爆发。

夜班让女性很受伤

在导致女性死亡的疾病中，乳腺癌是万恶之首。全世界每年新发乳腺癌病例高达130万例，有近50万女性因此离开这个世界。几十年来，科学家们发现了很多与乳腺癌相关的危险因素。比如说，月经初潮年龄小于12岁，绝经时间晚于50岁，第一胎生育年龄晚于30岁，独身或超过40岁未婚等，均被认为是乳腺癌发病的危险因素。而在最近，科学家们提出晚夜班、熬夜也是乳腺癌发病的重要危险因素。

夜班为何伤人?

这项研究发表在《环境与职业医学》（*Occupational and Environmental Medicine*）杂志，丹麦癌症学会癌症流行病学研究所的约翰尼·汉森（Johnni Hansen）与同事收集了1964—1999年间在丹麦军队任职的1.85万余名女性的数据，询问了其中的141名乳腺癌患者，并与551名年龄相近的非乳腺癌患者进行了对比。调查的项目包括她们的工作、生活习惯等情况。为了更准确地评价每个人的睡眠状态，每名女性还需说明自己是“早起鸟”还是“夜猫子”类型。

结果令人大吃一惊。人们发现，经常上夜班的女性患乳腺癌的概率增加了40%；如果一周至少上3个夜班，持续至少6年，患乳腺癌的

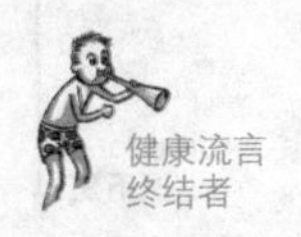

概率会翻番。更重要的是，既上夜班又喜欢早起的人患乳腺癌风险最高，竟然比不上夜班者高出近4倍。而那些自称“夜猫子”的女性，患乳腺癌的概率也出现了翻倍。

法国流行病学和人口健康研究中心的研究主任帕斯卡尔·居奈尔（Pascal Guénel）则在《国际癌症期刊》（*International Journal of Cancer*）上发文指出，熬夜和晚夜班使女性患乳腺癌的概率增加30%。他们调查了1200多例乳腺癌患者，并得出结论：对那些在生产第一胎前便上晚夜班的女性而言，这种风险更大。

神奇的褪黑素

夜班或熬夜，缘何如此“凶险”呢？从常理来分析，这并不难理解。日出而作，日落而息，生物钟决定了夜间是用来睡眠的。不过，现代社会的发展已把人类变成了全天候24小时动物。有些工厂全天三班倒，医院里的护士也必须值晚夜班。事实上，护士正是研究晚夜班对人体影响的最适合人群。

美国哈佛大学的一项研究就发现，值晚夜班的护士，皮肤黑色素瘤的发生风险显著升高。英国萨里大学的研究则发现，积年累月的晚夜班会让护士的性情大变，对护士的精神健康产生极大影响。总之，晚夜班绝不是“道法自然”的典范。

科学家们给出的解释是，灯光使褪黑素的分泌减少了。褪黑素被称作“黑暗荷尔蒙”——在黑暗的条件下，脑内的松果体才大量制造并分泌褪黑素。微弱的灯光便会对褪黑素的分泌产生影响，强光之下其分泌更会被大幅抑制。也就是说，无论是上晚夜班，还是晚间睡眠时房间灯光太亮，都将严重干扰褪黑素的分泌。而褪黑素的另一功能是抑制雌激素的分泌。雌激素对女性具有十分重要的生理意义，但也可促进某些肿瘤细胞的生长，特别是乳腺和卵巢肿瘤。

人类被“睡眠剥夺”

该入睡时无法入睡，相当于人为遭遇了“睡眠剥夺”。长此以往，潜在后果便来了。科学研究表明，长期慢性的睡眠剥夺会造成小鼠精神焦躁、体重降低、免疫功能低下、衰老时间提前。对人类而言，睡眠剥夺会造成注意力和记忆力衰退，学习效率低下，脾气性格也可能会发生改变。而外源性补充褪黑素，可以提高睡眠质量。但是，它是否也有助于预防乳腺癌，目前还没有定论。

对晚夜班与人体健康的研究，无疑是对现代生活与工作方式的一种警醒。不过，这类研究对许多企业而言意义或许更加重大——毕竟，这事关女性的福利问题。如果我们无法拒绝晚夜班工作，倒是可以在其他可能与乳腺癌相关的方面多加注意，例如，多食肉类、甜食和动物脂肪可能造成乳腺癌发病率升高，而低脂食品、水果及蔬菜则有助于预防或降低乳腺癌发生的概率。

睡觉，也讲究姿势？

“睡觉过程中人体应当头朝北，脚冲南，和地球磁力线方向一致。因为，如果人的睡眠方向与地球磁力线方向垂直，地球磁场就会影响人体生物电流。”上面这段正儿八经、看似有理的描述，是否让你深信不疑？

你辨别不出磁场

睡觉是否真的要与地球磁力线方向一致？不这样做会影响身体健康吗？

靠谱的答案是，睡觉无所谓方向。换言之，只要躺在床上，无论你头朝哪边，脚冲何方，都不会影响所谓的“人体生物电流”，也不会对睡眠产生重大影响，自然更影响不到身体健康。要知道，人体并不具备辨识地球磁场的器官，无法感知磁场变化、磁力线的方向。

民间所谓的睡觉朝向，体现的主要是中国的风水文化。在印度的风水学里，也就是堪舆（Vastu Shastra），也讲究睡眠朝向。在他们的文化里，睡觉时最好保持东西向。总之，睡觉时一定遵从某种方向，体现的并非科学性，而是执迷于风水罢了。

家居设计者会提醒人们，在一间房子里，床放置在房门的对角位置为宜。睡眠时，头应远离房门。也就是说，一旦房门处发生任何动静，人们睁开眼睛就能观察得到，有利于保护自身安全。

姿势的确很重要

相较于睡觉时身体的方向，姿势其实更重要。人体睡姿主要有三种：仰卧、侧卧与俯卧。在此基础上，演变出多种不同的睡法。大量研究证实，最有利于身体的睡姿是仰卧，也就是平躺在床上，脸朝上。此时，人体可保持自然的生理曲线，还能避免胃酸反流。

值得提醒的是，这种姿势不适合打鼾人士。原因在于，当人体进入睡眠后，口咽部组织、肌肉张力下降，舌根因重力作用后坠，可能加重呼吸阻塞，甚至有可能引起呼吸暂停。

另一种常被选用的睡姿是侧卧，比如左侧或右侧卧位。侧卧还可进一步蜷曲成胎儿状。有较高比例的女士会选择这种睡姿。不过，并不建议长期选择某一侧方向入眠，以免造成单侧背部肌肉发达，显得身体不够协调。

还有一种俯卧位睡姿，也就是趴着睡。稍想一下就会知道，这种姿势可能会使人有压迫感，属于最坏的睡姿。可30年前，欧美国家的妈妈们会让宝宝保持俯卧位的睡姿入眠。直到医学家们确信，正是俯卧位这种睡姿，可能导致部分婴儿猝死综合征的发生。

月亮与灯光的作用

写到这里，我得提一个略显“神神道道”的研究结果。瑞士巴塞尔大学时间生物学专家克里斯蒂安·科约钦（Christian Cajochen）曾通过研究得到一个有趣的结果：月圆之夜，人类的睡眠质量下降，睡眠时间减少，入眠时间延长，正如古诗所言，“满月人难寐”。这背后的原因是什么呢?

道理其实很简单，人类睡眠受月亮影响，并非与引力、地球磁场变化有瓜葛。最根本的原因是，明亮的月光会造成人类入眠的困难。换言之，在这项研究里，相较于没有月光的夜晚，一轮明月当空时，所有受试者都受到了影响，体内褪黑素分泌减少。这种调节睡眠的激素，在满月之夜时分泌量会下降一半。

灯光的不当使用，也直接影响睡眠质量。因此，“灯光是一种毒品。滥用灯光就是危害健康”。夜间睡眠时，照在视网膜上的灯光会抑制褪黑素生成。而夜间照明的增多则会影响人的生理节律，让人难以入睡，也会直接影响次日的工作效率。

睡眠大约占去人类寿命的1/3，显然是一桩大事。睡眠无所谓方向，保持良好睡姿更为关键。此外，尽可能地将居室内灯光调暗，不在黑暗环境里使用手机等电子设备，将大幅改善你的睡眠质量。

不吃早餐有害健康?

“早上吃好，中午吃饱，晚上吃少”，这一直都是人们口耳相授的生活准则！其中，早餐又被誉为“黄金餐”，是一天中最重要的一餐。不过，如今不少人却开始选择不吃早餐了。仔细检视这些人不吃早餐的缘由，无非两条：其一，懒惰，早晨起不来。有时间吃早餐，不如多睡半小时。其二，不吃早餐可以减肥。不吃早餐到底能否减肥，是否对健康有害呢？

简而言之，“不吃早餐对健康有害”像是一个自寻烦恼的问题。理由显而易见——作为三餐之首的早餐本就属于正常膳食，岂有轻易省略的道理。可现实情况是，不吃早餐的人各有借口，他们大多是年轻的城市上班族，面临较大的工作压力，经常觉得时间不够用，一个字——忙！他们晚上睡得迟，早上也很可能是疲惫起床。

实际上，人们很难一下子说清不吃早餐的危害到底在哪里。如果非要列出一条，那么，不吃早餐的最直接坏处是上午工作时间的肚饿难受和头晕乏力。人是铁，饭是钢，一顿不吃饿得慌！换句话说，这是低血糖的症状表现。

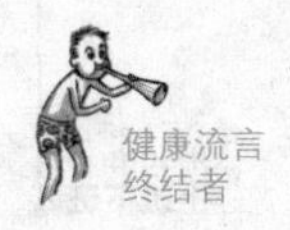

有研究发现，不吃早餐会改变一个人的食欲，长此以往会引起体重增加，心血管疾病、糖尿病的发生风险也会升高。此外，不吃早餐者的整体饮食质量也偏低。

几年前，美国国家老龄研究院的马克·马特森（Mark Mattson）博士曾对食用早餐提出过批评和质疑，并发起一场"反早餐运动"，但他在小鼠身上得来的实验结论很难用到人身上来。而更多的研究证据则表明，食用早餐带给人体的益处更多。

2010年12月，来自澳大利亚塔斯马尼亚大学的史密斯博士在《美国临床营养学杂志》（*The American Journal of Clinical Nutrition*）上发表了一项研究结果。史密斯着力解决的一个问题是：长年累月地不吃早餐对心脏健康是否有影响。在1985年的一次澳大利亚的全国普查里，研究者在9～15岁不吃早餐的儿童中选取2184人作为研究对象。在近20年后，史密斯对这群人进行了调查。结果发现，那些过去和现在都很少吃早餐的人，腰围比一直吃早餐的人大4.63厘米，空腹胰岛素水平更高，总胆固醇、LDL胆固醇（被称为坏胆固醇）也偏高。

为何会出现这样的结果呢？分析认为，不吃早餐的人可能进食更多的零食和高热量食物，降低了正常膳食中纤维素、维生素和矿物质的摄入。此外，不吃早餐可能改变了体内脂肪存储的方式，所以引起腰围增大。再者，不吃早餐的人，午晚餐饮食也不够规律。针对日趋升高的心血管疾病、糖尿病发病率，史密斯建议，改变一项简单的生活习惯，比如坚持吃早餐，就是一项意义重大的社会课题。

人们最常念叨的“不吃早餐会得胆结石”也是具有医学依据的。首先，胆囊夜间积聚储存的胆汁中胆固醇浓度较高。在正常进食早餐时，胆囊收缩会将胆固醇随胆汁排出，同时，食物也会刺激胆汁分泌，降低胆囊残存胆汁里的胆固醇饱和度，从而使结石不易形成。不吃早餐产生的饥饿性胃空虚，引起胆汁分泌减少；与此同时，胆汁中的胆汁酸含量降低，胆固醇含量则趋于饱和，进而沉淀并结晶。长时间不吃早餐，将加速胆固醇结晶变大，从而形成胆结石。

饮食习惯是决定个体生活习惯与生活质量的重要因素，食用早餐可以增强学生脑力（主要表现为记忆力、测验分数和在校表现等）。尽管不能简单地说“不吃早餐的孩子会变笨”，但食品营养学相关研究的确发现，吃早餐的孩子的课堂表现更好。尽管成年职场人士不吃早餐的比例会更高，但类似的研究却很难进行。一方面，他们的可控性或合作性不够强；另一方面，他们的工作表现也很难用统一的方法来量化。不过，有针对大学生的研究显示，不吃早餐对注意力、警觉性等认知功能尽管没有较大影响，但会造成短期记忆力不佳。

有趣的是，日本芦屋大学的藤原智子（Tomoko Fujiwara）近十年来一直关注女性的早餐状况。她的研究发现，不吃早餐的女性更容易遭受痛经困扰。换句话，早餐规律与否与月经不调具有一定关系，有良好早餐习惯的女性“每个月那几天”明显好过许多。她对18～20岁的女大学生进行了为期5年的追踪调查，结果发现，不吃早餐的女性

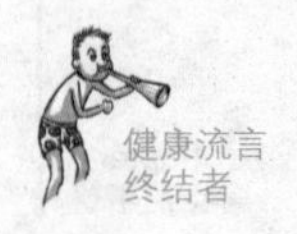

更容易便秘与月经失调。由于月经失调与女性生殖系统功能紊乱具有相关性，她不无忧心地写道："鉴于月经失调可能影响年轻女性的生活质量，所以吃早餐不仅是为了自己，也是为了下一代着想！"

有不少年轻女性想靠不吃早餐来减肥，以为这样可以减少身体摄入的能量，使身体能量消耗增多，代谢增快，从而达到减肥的目的。这个想法从道理上说得通，实际上却并不见得有效。原因是，省略早餐实际上会对大脑产生一种欺骗或错觉，误认为你亟需高热量的食物。换言之，你的身体会通过午餐或零食获取高热量的食物。这也正是为何不吃早餐不瘦反胖的原因之一。

2009年，伦敦大学帝国学院的研究者托尼·戈登斯通（Tony Goldstone）在美国第91届内分泌学会上发布了一份报告，研究内容是利用功能核磁共振成像来观察进食行为对大脑的影响。他们找来20名没有吃早餐的人，让他们一边接受研究者的观察，一边观看食物的照片。这些照片既有高热量的比萨、巧克力，也有低热量的蔬菜或沙拉。结果非常有趣！当他们看到含有高热量的食物时，大脑的某个区域被"点亮"了，而低热量的食物则没有这种效果。接下来，他们进行了第二个实验。这一次，他们让实验参与者进食早餐。结果发现，早餐后90分钟，当他们再次见到高热量的食物照片时，大脑的某个区域没有被"点亮"。研究者们认为，尽管你可以不吃早餐，但大脑并不完全听你指挥！大脑根据全身的反馈状况，认为身体需要能量来防止体重减轻。与之相反的是，少量多餐的形式将更有利于减肥，在早晨醒来一个小时内吃早餐，将使人体代谢率提高10%。

那些每天坚持吃早餐的人也不要沾沾自喜，还是得先看看自己都吃了什么。不少人的早餐纤维素摄取量不足，有些人的早餐则含有太多脂肪，有的人甚至将喝咖啡当成早餐。尽管没人对一顿健康的早餐下一个定义，但高脂肪、高热量、少纤维素的早餐，毫无疑问还不够好。一顿健康营养的早餐必须含有一定比例的蛋白质与纤维素。蛋白质可以来自低脂肪肉类、鸡蛋、豆类或乳制品，而纤维素可来自蔬菜和水果。不过，营养学家们并不推荐高糖谷类食品或糕点。原因是，它们很快就会被消化，一两个小时后，人就会产生饥饿感，而蛋白质和纤维素则能延缓饥饿感的到来。

仙人掌能防电脑辐射？

“在电脑桌前放置一盆仙人掌，仙人掌含水分多，易于吸收和化解周围环境的电磁场辐射毒素……有园艺专家建议，凡放置有电磁场辐射的电视、电脑和微波炉的地方，应同时摆上几盆仙人掌为宜。国外许多大型的电脑放置场所，无不摆满大大小小的仙人掌。”这是我在一本叫作《美丽俏佳人》的都市女性健康书里找到的一段话，它的核心意思是仙人掌可以防电脑辐射。在不少办公室的电脑桌上，你总会看到仙人掌的身影。可问题是，仙人掌其实并不能防电脑辐射。

最容易理解的反驳理由是，如果说仙人掌可以防电脑辐射是因为“含水分多”，那么我们应该摆放一盆水。理由显而易见，没有任何东西的含水量会比水更多。不过，很少有人会将一盆水放在电脑前，因为显得很掉价！

不过，上述推理并未彻底解释仙人掌为何不能防电脑辐射的问题。在“仙人掌能防电脑辐射”这个话题里，其实隐含着两个问题。首先，电脑辐射是什么？其次，电脑辐射有没有害处？

电脑辐射到底是什么，一般人大多都说不清楚。其实，很多人对辐射概念本身也不清楚。经由核冷战和近邻日本9.0级强震所引发的核电站放射性物质泄漏等新闻宣传，人们都知道辐射是不好的，却从未意识到辐射就在你我身边。就定义而言，辐射是一种能量传递方式。自然界的一切物体，只要温度在绝对零度以上，都会以波或粒子的形式向外传递能量。你能感受到光、热，其实都拜辐射所赐。毫无疑问的一点是，电脑屏幕和主机会产生辐射。不过，它们的辐射基本属于非电离辐射，这与核泄漏、X光检查、癌症放疗等电离辐射不可同日而语。

实际上，电脑辐射致癌的说法，最早来自20世纪90年代初的研究。后续研究发现，这些发表在不入流杂志的研究设计得非常不严谨。遗憾的是，当一个在学术上并不靠谱的观点进入大众传播领域时，却会不胫而走，迅速传播。随着使用人群的增多，电脑辐射致癌的说法更是甚嚣尘上。人们进而认为，一切能产生电磁辐射的电器都可能导致癌症。来自美国食品药品管理局医疗放射器械与健康中心、贝尔实验室的研究数据显示，含有阴极射线管（CRT）的显示器会释放极低水平的X射线，而液晶显示器（LCD）则无此种问题。不过，随着制造工艺的提高，CRT所释放的X射线被认为处于“不存在”（non-existent）水平。

那么，仙人掌能防电脑辐射的流言是从何而来的呢？事实上，这种说法最早来自20世纪80年代中期瑞士沙尔多纳地球生物学研究所的一个研究。研究者们找来一群经常头痛和疲劳的办公室人员，在他们办公桌上的显示器旁摆放一盆仙人掌。两年过后发现，这些人的头疼和易疲劳的症状消失了。

后来，不知是哪位好事者提出，很有可能是仙人掌的抗辐射作用使他们的头疼和疲劳症状消失了。具体点说，仙人掌吸收了显示器释放的射线后，他们的症状有所好转。这个说法被人们轻易相信并流传至今。事实上，这个研究压根就没有检测显示器周边的电磁辐射程度。

可是，为何一盆仙人掌能让这些电脑使用者的疲劳症状消失呢？研究者的解释是，桌面上的绿色植物会时常吸引人的注意力，从而让人时不时从电脑屏幕上转移目光，人的眼睛得以休息，从而感觉舒畅许多。换句话说，如果在办公桌上摆放一盆文竹也会产生这种效果。

有趣的是，很多人喜欢在桌面摆放一盆小巧仙人掌的行为本身倒是值得研究。最有可能的原因是，人们很早便听信仙人掌可以防电脑辐射，所以才会这样做。另一个原因或许是，仙人掌耐旱，生命力强，而且通身绿色，摆放在工作桌上无须过多照料。有一点需要提醒，仙人掌可是喜阳光类植物。若有条件，可别一直把它放在没有阳光照耀的地方。

一盆叶片含水分多的仙人掌如果可以吸收电磁辐射，就完全称得上宇宙神器一件！假定一盆仙人掌可以吸收辐射，那也只能吸收朝向它的电磁辐射，并不能吸收全部辐射。谁如果依然想用仙人掌防电脑辐射，那必须在身体前后上下左右都包裹上仙人掌才可以。这让人情何以堪呀！

本来，在电脑显示器旁边摆放个花花草草，颇能装点办公环境，显示情趣。可若硬要相信它能防住电脑辐射，就不够科学咯。换句话说，仙人掌能防电脑辐射完全是一个都市传说。不过尽管如此，也并不妨碍你在工作桌上继续摆放它——至少它能让人心旷神怡，或可缓解工作疲劳，何乐而不为？只是，如果再有人说摆放仙人掌是为了吸收电脑辐射，就请你给他来一段科普吧！

长时间用手机会致癌吗？

手机辐射一直是人们关心的话题。很多人担心手机辐射的能量被人体吸收后会损伤人体组织，对人体健康产生负面影响。由于经常将手机贴近耳朵，不少人认为手机辐射会损伤脑细胞，引起DNA突变，导致某些脑部肿瘤的高发。真相到底是什么？长时间使用手机会导致脑部肿瘤吗？

没人能说清是谁最早提出长时间使用手机可能会引起脑部肿瘤的说法。眼下的情况是，很多人一厢情愿地相信长时间煲电话粥可能会引起癌症，特别是脑部肿瘤。人们担心手机可能致癌，其实担忧的是手机的辐射问题。在细说这个问题前，有必要对电磁辐射进行一下区分。电磁辐射分为电离辐射和非电离辐射，手机所产生的辐射恰恰属于后者。我们知道，电离辐射对身体有害，比如过多暴露于X射线可能会引起癌症。对于手机等装置所发射的非电离辐射，现有的科学研究尚未发现它与癌症具有某种关联。

按照国际非电离辐射防护委员会的规定，一般公众的射频暴露限制值为0.08瓦特/千克，峰值为2瓦特/千克，低于这一数值时，人们完全可以放心使用手机。手机是一种低功率射频发射器，最大发射射频功率为0.2～0.6瓦特。而随着手机制造与通信技术的提高，这一数值还会降低。

手机的辐射主要来自天线。而今，大部分手机的天线是内置式的。拨打电话时，内置式天线越靠近脑袋，接受的辐射量也就越大。而手机与使用者身体相距越远，这种辐射也就越低。其次，手机辐射量的大小也取决于手机信号的强弱。当你从手机拨出号码时，手机天线将会发出信号，与最近的基站进行连接。基站是信号转换的中心，因此手机与基站的远近也决定了手机辐射量的大小。

一名手机用户所接受的辐射量取决于多个因素，如手机使用频率与通话时间长短、手机与基站的距离、手机大小、是否使用免提设备等。在我看来，最直接且重要的因素，还是取决于个人的手机使用风格。有的人因职业所迫，每天必须长时间使用手机进行业务沟通，有的人则喜欢用手机煲电话粥。

如果说人体能受到手机辐射的话，什么部位最易受到影响呢？答案自然是脑袋——谁让耳朵就长在脑壳上呢。人们担心，手机辐射的能量会围绕或包裹神经细胞，进而损伤基因，使细胞发生突变，进而引发癌症。不过，这种猜想并无依据。要知道，手机的非电离辐射量非常小，不足以引起组织加热或体温升高。手机辐射所产生的热效应非常微弱，至多在皮肤表层，能量也只是太阳光照的十分之一。因此，网络上红极一时的俄罗斯人用手机加热鸡蛋的视频其实是假的，

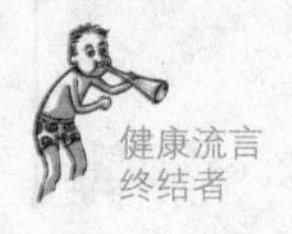

压根站不住脚。

目前，世界各地的科研机构对手机与肿瘤的相关性进行了大量研究。综合起来看，没有流行病学调查结果显示手机使用与脑部肿瘤的发生具有关联，物理学家也难以找到手机辐射引起癌症的科学依据，手机微弱的辐射能量不足以损伤基因，也没有引发癌症的直接机制。2010年5月，全球最大的一项有关手机与脑肿瘤关系的研究完成了。这一叫作Interphone的研究由隶属于世界卫生组织、位于法国里昂的国际癌症研究中心所执行。研究者们调查了两种最主要脑肿瘤（胶质瘤与脑膜瘤）的患者，询问他们的手机使用情况。与此同时，还调查了未患这两种肿瘤但其他一般情况均类似的普通人，将得到的数据进行比较。

这项研究得出的最重要的结论是，手机使用者脑部两大常见肿瘤并无高发趋势。换言之，与一般人相比，这两种肿瘤患者的手机使用情况与一般人并无多大差别。此外，现在并未发现肿瘤在手机使用次数增加、通话时间延长的情况下有高发趋势。不过，研究者也发现了一个特别的结果：对其中一小部分高频率使用手机的人而言，他们的胶质瘤发生风险较高。不过，研究者也不忘提醒，这一小部分人胶质瘤发生风险增高的原因是否确为手机使用还远非定论。

2011年2月，《美国医学会杂志》刊发了美国国家卫生院的一项研究结果，他们的研究发现，当手机紧贴耳朵打电话50分钟时，听电话一侧的大脑能量消耗增加7%。从医学上来说，大脑能量的消耗主要体现为葡萄糖代谢，这是脑细胞活动的征兆。不过，研究者不忘提醒，这个研究不能证明手机辐射与脑肿瘤有关，大脑能量消耗增加到底有什么临床意义也不是很清楚。

按说，一般人看到上述结论应该可以放心地使用手机而无后顾之忧了，但它的最后一部分又让很多人担心起来。仔细阅读这篇研究报告可以发现，那些胶质瘤发生风险增高的人，每天通话都在半小时以上，而且至少持续了十年。

当然，先前也有一些小型研究发现，使用手机与某些脑部肿瘤的发生风险增高具有关系。不过，将所有的研究数据集中到一起后，结论仍然是手机使用与脑部肿瘤发生没有关联。因此，美国国立癌症研究所（NCI）网站上的一份报告中谈到，NCI将监测脑部肿瘤新发数据，如果说使用手机可以引起脑部肿瘤，那么他们就会发现这个数据呈现升高趋势。有统计显示，美国人在过去十年每月花在手机通话上的时间逐渐延长。可是，他们并未发现脑部肿瘤的发生率也随之增高。

对于Interphone研究里的“一小部分高频率使用手机者胶质瘤发生风险增高”的结论又如何解释呢？NCI的专家认为，这项研究对手机使用行为的分析数据来自问卷调查，调查数据的准确性则来源于填报者的记忆准确度，很可能是那些患有脑部肿瘤者关于手机使用的相关信息出现了记忆偏差，即回忆偏差（recall bias），从而引起结果不一致。另一种可能的解释是，长时间手机使用者更可能是那些职业压

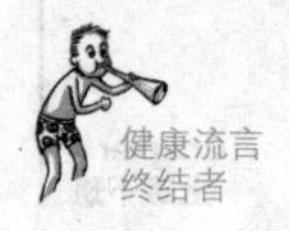

力较大、生活节奏快的人，他们更可能因承受心理压力而出现许多症状，甚至引起神经内分泌失调等。

2011年5月底，世界卫生组织下属的国际癌症研究署突然发表了一则关于“手机可能致癌”的声明，再度引爆“手机是否致癌”这一话题。简言之，手机与铅、咖啡、汽车尾气、泡菜一样，是可能导致癌症的因素。其实，该机构的31名专家做出的这一声明，并未基于最新的研究数据，而是回顾了过去十几年有关手机与癌症关联性的文献。当然，这些专家也表示，现在关于手机与脑癌的研究都或多或少地存在缺陷，必须有更深入广泛的进一步研究。总之，从现有研究来看，使用手机依然是安全的，你无须过多考虑是否会导致癌症。我们也可以换个角度看，如果你以手机可能致癌这条理由拒绝使用它，那你也完全应该拒饮咖啡，拒食泡菜。

在世界各地，手机的普及与大规模应用也只有十余年时间。因此有人认为，Interphone的研究之所以没有得出手机使用与脑部肿瘤有关的结论，是因为观察时间不够长。为了给心存忧虑的公众一个交代，最新的研究已经开始进行。2010年3月，欧洲启动了一项更大规模的研究。这项被称为Cosmos的研究将纳入大约25万名手机用户，持续监测20到30年时间，观察手机用户的各种肿瘤发生风险。

延展开来看，公众相信手机致癌的说法（甚至是对转基因等食物所持有的否定态度），更多的是出于戒备原则（precautionary principle）进行“有罪推定”。换言之，只要人们怀疑手机的使用可能对人产生健康风险或危害，就需要相关方面通过数据或证据来举证说明手机使用到底对健康有无害处。提出手机致癌这种说法非常简单，却苦了全世界各地科学界的研究者。进行这种研究本身就会增加公众的恐慌和焦虑，反而帮助散播了手机致癌的说法。

尽管没有科学研究证明使用手机会引起癌症，但人们本能地认为这种手机辐射是不好的。那么，如何有效减少这种辐射呢？美国食品药品管理局与联邦通信委员会曾提出一项建议，简单说来就是四个字——长话短说。如果手边有普通电话，就不要使用手机；如果使用手机，就请多使用免提装置，或使耳朵与手机之间保持一定的距离。

目前而言，唯一能确定的手机引发的风险便是导致交通事故发生率增高。那些在驾驶汽车时使用手机的司机（即便使用免提装置），与驾驶时不使用手机的司机相比更容易走神，发生交通事故的风险也会增加四倍。

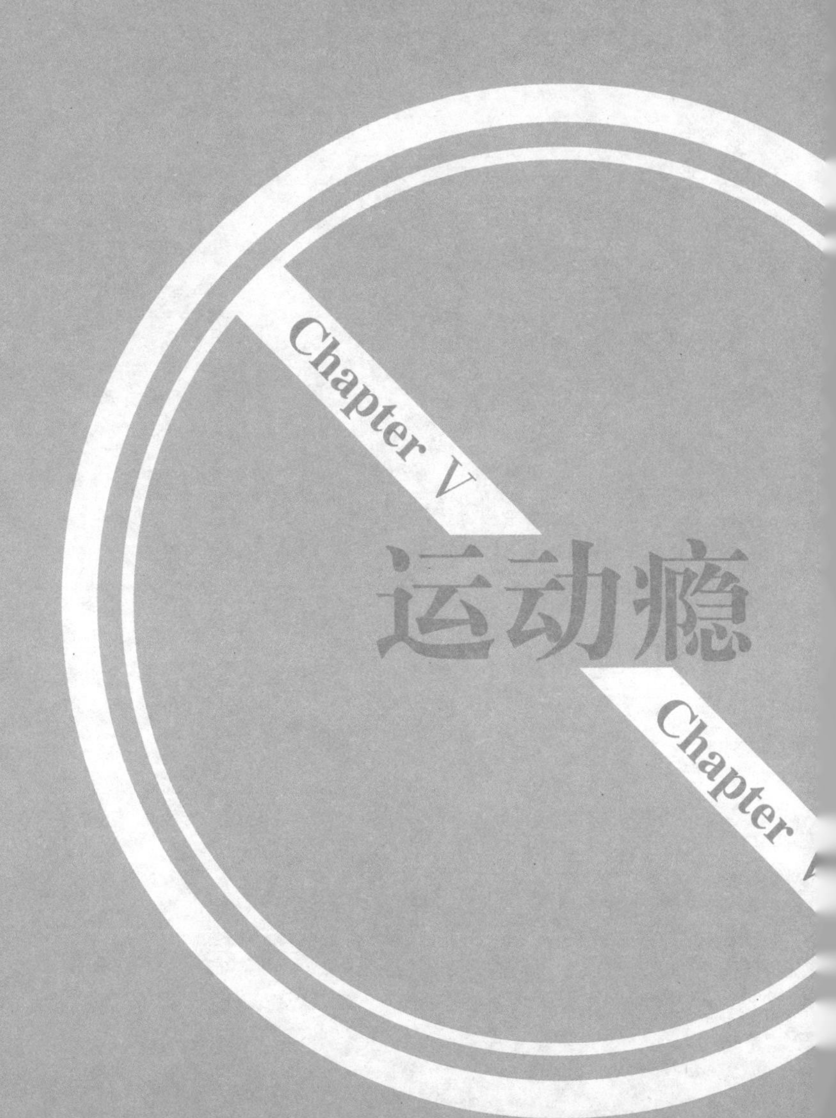

Chapter V 运动瘾

运动也会上瘾吗？

"生命在于运动！"说出这句话的法国启蒙思想家伏尔泰对此有着切身体会——年少体弱的他通过经常锻炼才强壮了起来，最后活了84岁。人们也发现，经常运动的人，似乎显得更年轻而富有活力。假如运动能够强身健体、延缓衰老，那其中的奥秘是什么呢？

与端粒有关

端粒是细胞内染色体末端的一小段DNA序列。通俗点说，端粒犹如鞋带末端的塑料头。塑料头能防止鞋带磨损散掉，端粒则像安全帽，保护染色体的完整，最大限度地防止其被破坏。

人的一生也是细胞不断更新的一生。每次更新都将伴随端粒的主动牺牲——缩短一段。当端粒短到一定程度后就不能继续保护染色体了，衰老正是其后果之一。问题随之而来：如果端粒能长一些，或缩短得慢一点，衰老岂不也会随之减慢？

德国萨尔州大学的一批研究者也在思考这个问题。2009年11月底，《循环》（*Circulation*）杂志在线发表了他们的研究论文，认为体育锻炼能调节端粒稳定蛋白（TSP）的表达，从而产生保护作用。

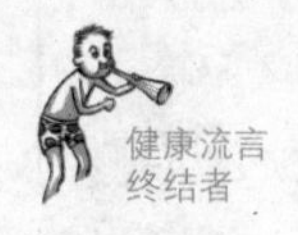

为得出这一结论，论文作者乌尔里希·劳夫斯（Ulrich Laufs）在人与小鼠身上进行了不同的实验。

首先，劳夫斯让小鼠在滚轮上跑了三周，发现能保护细胞免除死亡的TSP表达升高。随后，劳夫斯将试验“搬”到人身上。然而，“一群人坚持运动，另一群光看不练”的前瞻性研究并不现实。于是，他将目光转向那些数年来都坚持每周跑几十公里的专业运动员，从他们身上展开调查。

有趣的结果出现了。长跑运动员血液白细胞里的端粒竟然比一般人长，且端粒酶活性更高，这无疑有助于保持端粒长度，延缓衰老。此外，他们的心率也较慢，血压与胆固醇水平较低。对此，劳夫斯说：“这直接证明了运动具有抗衰老作用。”

动起来，是关键

究竟多大的运动量才能既抗衰老，又不会使人太累呢？这不是个容易说清的问题。很多人喜欢办张一年不去几次的VIP健身卡，却打死也不爬楼梯多走路。也有人迷恋网球、高尔夫等运动，却对最简单实用的跑步看不上眼。

瑞典卡罗林斯卡医学院的研究显示，与整天枯坐板凳的男性相比，经常积极参加运动的男性，其患前列腺癌的风险要低很多。这一结果，是对4.5万名中老年男性进行10余年跟踪研究，对比他们的生活习惯、运动频率与前列腺癌发病率后得出的。

对男人而言，运动的另一好处也值得一提——相对剧烈的运动（跑步、游泳和打网球等）能降低男性罹患中风的风险。2009年11月，《神经学》（*Neurology*）杂志发表了美国哥伦比亚大学的相关研究。他们对3300名老人进行了长达9年的研究，期间共出现238人次中风。中风患者里，有20%经常参加相对剧烈的运动，41%的人从不进行体育锻炼。从不锻炼的人大多是城市居民。分析后认为，适度进行相对剧烈的运动可有效帮助男性预防中风。看完这段话，你就算没有立刻起身跑动，至少也有了些运动的欲望吧。

事实上，运动这件事最关键的是让身体动起来，然后再考虑运动量。当然，运动强度要与自身条件相适应，不可能一口吃个胖子。如果业已习惯剧烈运动，那就继续保持下去；如果只是新手，还是循序渐进吧。说不定，一段时间后，你就对运动上瘾啦。

快乐无极限

经常运动的人都有这样的体会，一旦停下不练就感觉浑身不爽。运动时，他们感觉状态甚好，处于兴奋状态。这些现象，从科学上说得通。运动能刺激大脑释放一种叫作内啡肽的物质，它是体内的天然鸦片，有“快乐的荷尔蒙”之称，会让你感觉很High——经历兴奋，感受快感。

最新研究也表明，过度的锻炼是能成瘾的。这一观点来自美国塔夫茨大学在2009年8月的《行为神经科学》（*Behavioural*

Neuroscience）杂志发表的一项研究。研究者罗宾·凯娜里克（Robin Kanarek）发现，过度锻炼的老鼠，一旦没机会锻炼，就会出现颤抖、眼睑下垂等症状，这与吸毒上瘾者戒毒时的症状相似。

对此，凯娜里克解释说："恰如一个人刚开始只服用软性毒品，后来只有硬毒品才能满足需求；一个最初进行慢跑、骑自行车等温和运动的人，发展到最后会去玩三项全能和100英里自行车角逐来满足运动需求。"好在运动上瘾并不会产生太多不良后果，顶多会被认为是运动狂人。运动上瘾也只是从科学上予以定义，并不会影响人们的日常锻炼。

跑步要穿什么鞋?

> 村上春树的书《当我谈跑步时我谈些什么》引发了一股运动风潮。作为长跑爱好者的村上写道：“你不需要别人来帮你，你也不需要任何特殊的设备，不一定要到特定的地方去。只要你有一双跑鞋，一条好的路，就可以跑得很高兴。”看了这样的鼓励，很多人开始暗下决心：从明天起，做一个跑步的人。
>
> 这样一项简单的运动，争议可不少。要不要穿跑鞋、脚如何落地，竟成了问题。

跑鞋：既费钱又伤脚

克里斯多弗·麦克杜格尔（Christopher McDougall）在其所著的颇具争议性的《生而为跑》（*Born to Run*）一书中，对跑鞋大加挞伐。他这样写道：“不管男女胖瘦，跑步快慢，跑步锻炼的人每年都有65%～80%会受伤。”有意思的是，墨西哥北部的塔拉乌马拉人在高山野地跑步时能一连跑几百公里，脚上至多裹上两片兽皮或破旧汽车轮胎，但他们很少出现脚受伤的情况。

经过分析，他认为标榜各种高科技的跑步鞋更容易让人们受伤。随后，他用数字表明穿高档运动鞋的受伤比率与穿廉价运动鞋相比可

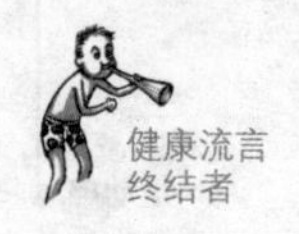

能高出一倍。现代运动鞋是耐克公司于1972年首创的，在此之前，人们的鞋底较薄，这让人双脚强壮，膝盖伤病也较少发生。

哈佛大学的丹尼尔·利伯曼（Daniel E. Lieberman）教授是研究人类运动进化的资深专家。通过对运动员受伤增多的研究，他得出惊人结论："许多折磨我们的脚伤和膝盖伤病，正是由于穿着让我们的脚变得软弱的鞋子跑步所致，这些鞋子会导致我们俯身过度（脚踝旋转），并产生膝盖问题。"换句话说，各式各样的气垫后跟和减震缓冲鞋禁锢了我们的双脚，让其愈发软弱。

科学研究也证实了这一点。2007年，澳大利亚纽卡斯尔大学的克雷格·理查兹（Craig Richards）在《英国运动医学杂志》（*British Journal of Sports Medicine*）上谈到，尚无确切证据和研究证明跑鞋可以减少伤病的发生。

这意味着，全球价值上百亿美元的运动跑鞋产业其实并没有科学的证据和理论做支撑，堂而皇之的宣传仅是空洞的承诺。换言之，大量钱财无端地耗费在价值不菲的跑鞋上。

为显示研究结论的严肃性，理查兹还做出下述挑战：有无跑鞋公司敢声明，穿着长跑运动鞋可降低受伤风险，提高跑步成绩？若有公司敢于声明，又是否拿得出可以证明自己的研究数据？

很遗憾，截至目前，没有一家公司敢于应战。对跑步爱好者来说，一双普通球鞋或名牌跑鞋，或许并没多少本质差别。

脚落地也有学问

跑步既平常又简单，倒真没多少人讲究姿势问题。不过这个问题其实还是值得探讨一下的，跑步虽是下半身的事，要想提高跑步效率，仍然得从头到脚准备起来。

保持目视前方奠定了跑步效率的基础，低垂放松的肩膀则能保持身体稳定性，手臂随步伐前后摆动能给你向前的动力，挺直后背能让你舒服地呼吸。最关键的自然是脚，以最大力量离地，但又得保证轻盈落地，是跑步的矛盾之处。

脚的落地方式一直很有争议。人们常用的三种姿态为脚后跟式、全脚掌式或前脚掌式。事实上，大多数教练认为脚后跟着地是最有效的。原因很简单：运动员都这样跑。有没有科学的答案呢？很遗憾，运动医学领域对脚的落地方式的关注并不算多，目前仅有一项研究。

2004年，在日本札幌国际半程马拉松比赛上，日本龙谷大学的运动学实验室进行了这方面的观察。研究者长谷川洋教授在15公里处设置了一台高速摄像机以捕捉运动员通过时的跑步姿态。在258名男性和34名女性运动员中，75%的选手为脚后跟着地，24%为全脚掌着地，仅有4人采用前脚掌着地。

虽然大部分运动员选择脚后跟着地，但并无研究表明哪种落地方式既能减轻伤害又能保持跑步效率。针对脚落地方式的争论也多属理论上的推断。比如，长跑运动员多选择脚后跟着地，然后是脚掌、脚尖，其缺点是落地时重力会沿脚跟骨传导至膝盖，增加膝关节损伤的可能。短跑运动员常选择前脚掌着地，这能减少触地时间，提高跑步效率，却将重力全施加给跟腱、跖肌腱，容易造成其损伤。刘翔在2008年北京奥运会中退赛，就是跟腱出了问题。全脚掌着地，多是小孩子的跑步姿势。现在，很多人开始力挺这种“折中”的姿势：既保持速度，又具有效率。

膝关节，须爱惜

在国内知名跑步论坛“跑步圣经”中，爱好者们讨论最多的一个问题就是跑步的膝关节损伤问题。

的确，受长跑影响最大的是我们的膝关节。换言之，长跑的潜在危害是膝关节损伤。作为全身最大、结构最复杂的关节，膝关节也是跑步时身体承受压力最大的部位，负重可达到体重的7～10倍。大腿肌肉反复收缩带动小腿前迈，膝关节重复做屈曲和伸直动作，造成髌腱韧带受压过大。膝盖上的圆滑骨头就是髌骨，顺髌骨下摸就是这条韧带。细微的损伤积累后，这里会发生局部无菌性炎症甚至撕裂。不正确的跑姿，将进一步加重关节磨损。

膝关节损伤的恼人之处在于，这是一个不可逆的过程。换言之，没有药物可以治疗膝关节损伤。膝关节一旦损毁，就只能求助外科医生换一副钛合金膝关节。因此，权衡跑步的投入产出比，根据个人运动量安排合适的长跑距离十分重要。而且，在跑步的过程当中一定要注意保持正确的姿势，最好是在专业人员指导下进行这样的活动。

身材肥胖的跑步者们要特别注意，虽然慢跑被认为是理想的减肥运动，但体重超标的肥胖者其实并不适合用跑步的方法来减肥。因为肥胖者跑步时膝关节承重高于常人，更容易引起膝关节损伤，游泳或许更适合你。

念念跑步的好

如果上面的话没有打击你的跑步积极性，那就开始跑步吧。正像村上春树说过的："跑步对我来说，不独是有益的体育锻炼，还是有效的隐喻。"步伐挪腾的时间里，你的所思所想也会闪光的。

翻译家林少华在谈论村上的跑步时，这样说道："跑步是孤独的运动，不需要对手，不需要裁判，甚至不需要任何装备和设施，只要地面不到处是尖头朝上的图钉，即使光脚丫子也能奔跑。"

作为平民化运动，跑步的投入低、回报高，无须昂贵的健身费用，却能带来诸多好处：四肢的摆动带动全身参与，心肺功能得到锻炼，促进血液循环，机体代谢提高。跑步后，人的精神头也会提高，一般认为，这是大脑释放内啡肽的作用，人会感到欣快。

德国研究人员以高级神经科学研究证实了这一点。他们发现，跑步可以让血液中的内啡肽进入大脑。跑步者体内产生的内啡肽越多，改变情绪的效果越强。以此观之，心情不好时不妨跑步吧。

止汗剂，三思而后用？

汗嗒嗒的夏天真够漫长的。每次户外活动后，皮肤就像沾了一层“黏液网”——臭汗满身。有人推荐使用止汗产品，据说能保持皮肤干爽、体味清新，保持形象不丢分。可是，近来很多媒体却又报道说，止汗剂暗藏健康隐患，常用止汗剂易患乳腺癌。
真有这么危险吗？

为什么要止汗？

这是一个值得回答的问题。要知道，出汗本系天然，干吗横加阻隔？随便问问身边人就会发现，大家止汗多是出于“爱美之心”——在炎炎夏日保持干爽的皮肤，自然是鹤立鸡群。夏天腋窝出汗的感觉很不爽，喷点止汗喷雾就无后顾之忧了。

以此观之，这种止汗方式人为干扰了汗腺的功能，并非出于治疗目的。在医学上，止汗剂多用于狐臭和多汗症患者。以狐臭为例，腋窝处大汗腺密集发达，某些人的汗腺结构与分泌功能异常，就会产生狐臭味。针对这种具有遗传性、女性更好发的问题，使用止汗剂便具有一定效果。

被止住的汗

事实上，止汗剂只能止得住显性出汗。要知道，皮肤还能非显性出汗（皮肤表面看不到汗珠）：每天有500毫升汗液就像执行了“蒸发密令”一般，以此种方式消失。

止汗剂种类繁多，但基本原理是用药剂堵塞汗腺导管、萎缩汗腺细胞，最大限度地减少关键部位的汗液排出。一种有效的止汗剂至少要减少腋窝20%的排汗量，并能够减少细菌滋生。

为满足人们的不同消费喜好，止汗剂被设计成各种配方包装，如喷雾剂、膏霜、走珠、液体、奶液和棒状物等。美国北卡罗来纳大学的一项研究显示，不同包装的止汗剂效果变化范围很大，如喷雾剂为20%～33%，走珠为14%～70%。

皮肤内的汗腺犹如运转良好的天然空调，通过排出汗液的方式为人体散热。那么，使用止汗剂会不会让人中暑呢？一般来说，由于人体具有适应代偿能力，局部涂抹还不会导致中暑，而全身性大范围涂抹就有此种可能了。

身体排不出热量，体温便会上升，这个事情很严重。要知道，相对而言，人体耐冷不耐热，体温的稍稍升高就会扰乱体温中枢，甚至把人“烧”成白痴。

有时会过敏

确凿无疑的现象是，有止汗剂使用者出现局部皮肤过敏、炎症等

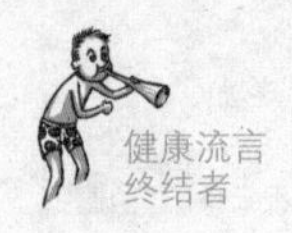

现象。要知道，世界上没有完美的物件，止汗剂也不例外。以常用的止汗剂为例，它们多含6%～20%氯化铝无水乙醇溶液、5%明矾、5%鞣酸、5%～10%甲醛溶液、10%乌洛托品溶液，人们所闻到的各种香氛无非是靠各种香精和添加剂。

由于人体皮肤及体质敏感性的不同，上述化学物质中，乙醇、甲醛、鞣酸、香精等，都可能引起不同程度的过敏性疾病，导致出现鼻炎、皮肤红斑等不适症状。这意味着，当你购买一款止汗剂时，最好先体验下试用装，看看过敏与否；而明确对上述物质过敏的，还是不用为好。

会致乳腺癌?

“用化学品以避免流汗，会阻止毒素从腋窝排出，但是这些毒素并不会因此而消失，反而会因为无法排出而储存在腋下的淋巴结，而几乎所有的乳癌都是发生在乳房外侧上方的区域，那正是淋巴结所在的地方。”这是一则关于止汗剂与乳腺癌关系的报道节选。那看似高深的解释，其实背后的理论基础十分薄弱。事实上，全球尚无使用止汗剂后乳腺癌发病率增多的报道。换句话说，止汗剂通过上述途径影响到乳腺，进而出现癌变的说法，专业医生及研究人员并不买账。

淋巴结是淋巴回流的必经之路，前者帮助身体清除细菌、病毒等物质，后者是流动在淋巴管里的液体，含有多种血浆蛋白。淋巴结并不通过发汗的方式来排出这些物质。因此止汗剂的使用，并不会干扰淋巴结的功能。

医学上，乳腺癌转移后，才可能出现淋巴结肿大。这表示，储存毒素的腋下淋巴结并不会导致乳腺癌发生。更何况，所谓的“毒素”是什么也无明确说法。

为了破除止汗剂与乳腺癌有关系的传闻，2008年8月11日，美国癌症学会（American Cancer Society，ACS）专门发表过声明。他们写道，使用止汗剂导致乳腺癌风险增多这一观点，现有医学文献尚不支持。为了说明这一点，美国西雅图大学的米里克（Mirick DK）博士做过详细研究。在2002年发表在美国《国家癌症研究所杂志》（*Journal of the National Cancer Institute*）的论文里，他写道，通过调查813名乳腺癌妇女，在将她们与793名正常女性对比后发现，乳腺癌的发生与止汗剂或除臭剂使用、腋下脱毛与否毫无关系。

止汗剂中的化学物质是否会通过毛囊被人体吸收，从而引起癌症呢？ACS表示，对腋下皮肤感染的人来说，止汗剂确有可能产生轻微刺激，但这不会成为导致乳腺癌的主要致癌物。要知道，这些物质能否到达乳腺细胞还是个问题。

即便如此，也还得提醒一句，止汗剂制造商与美国食品药品管理局都说不要那么恐惧止汗剂，但对于能否明确排除“止汗剂引起癌症”这种说法，却从未明确表态过。换句话说，止汗剂并非生活必需品，若非为避免腋下汗嗒嗒的尴尬或应急之需，应尽量少用或不用。

出汗的学问！

天气热了，出汗成了件麻烦事。为了防汗、排汗，人们在衣服、鞋子里玩起了高科技，想方设法让材料更透气、造型更独特，还有融入了“秘方”的止汗露、防汗贴，甚至有些明星大腕为了在公开场合足够“暴露”，忍痛在腋窝动刀子……其实，汗液并不是恶心的“脏东西”，它与你的健康息息相关。甚至有人说，闻闻汗味，就能知道你的“喜怒哀乐”。

“人体空调”各不同

你已经热得满头大汗，而旁边那位若无其事。谁说老天是公平的？好像热气都只围绕这些“怕热”的人，而有些人却天生“隔热”。不过别羡慕，没准那些一滴汗都没有的人，“心”里比你还热呢。

平均下来，一枚一元硬币大小的皮肤上分布有475个汗腺，除了身体各个部位汗腺分布“贫富不均”，人与人之间的差别也相当大。那些一到夏天就跟“泡”在水里一样的出汗高手，汗腺数量可能是常人的5倍之多。通常比较爱出汗的胖人，除了皮肤表面积较大、汗腺较多外，主要原因还在于其代谢率比正常人要高，产生的热量也就比较多。另外，厚厚的脂肪本身就像一床棉被盖在身上，再不多出点汗来散热，那真是要憋死人了。

这可不是危言耸听。把一个人“冻”起来，让体温低于正常温度20度，还可以挨过一阵子；但是如果“发烧”超过4～6度，就可能把人“烧”成白痴。所以，在体内装一部“天然空调”确实很必要。虽然人一生中的汗腺分布量几乎是恒定的，但年龄还是会影响人的出汗量。上了60岁的人，无论男女，汗腺功能都会减退，出汗也就变少，老年人容易中暑便是受其影响。

可能你会觉得，热了“光膀子”不就好了？其实并非如此。“二战”期间美国科学家曾经这样“折腾”过美国大兵：把沙漠里的美国大兵分为三组，一组穿标准草绿色军装，一组穿轻便褐色夏装，还有一组裸露上身。结果呢，袒胸露背的士兵反而比另两组出汗多30%。这是因为，当外部环境超过32℃时，皮肤细胞会从周围空气中吸收热量，而几乎没有任何防护的皮肤，吸收的热量会比其他人更多。所以，在32℃以下的环境里，“光着膀子”或许才会让人感到凉快些。

汗水也有“色香味”

比起那些因为基因突变或者生理疾病而导致天生不会出汗的倒霉鬼，能流出“五颜六色”汗水的人肯定更让人吃惊，这好像只在古装电视剧中武林高手运功疗毒时才能看到。其实，“好色”的汗水就是为了“排毒”而生的，不过流出带“色”的汗并不是一件好事，通常被称作“色汗症”。

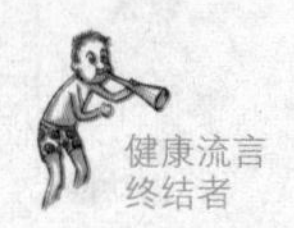

汗液里98%～99%的成分是水，剩余部分则是无机盐（钠、钾、氯）、尿素、乳酸、脂肪酸、微量的丙酮酸盐和葡萄糖等。汗液产生颜色，其实是汗腺分泌功能失调的结果。汗液出现异样颜色多由饮食、药物所致，比如使用一种治疗尿路结石的药物——美兰注射剂会使汗液呈青蓝色。还有一种红色的汗液，是因为红细胞进入汗腺造成的，被称作“汗血症”。发病时，眼鼻周围、胳膊会渗出红色液体，每天可能发作几次，每次甚至持续数分钟。这种现象非常罕见，目前全球患汗血症者不足百人，尚无有效治疗方法，好在“汗血症”并不危及生命。

如果说汗液的颜色能表达人身体的“疾苦”不足为奇，那么汗味还反映了人的性格和情绪的说法就有点玄乎了。影片《非诚勿扰》里舒淇说过：“一见钟情不是‘看’，是味道，彼此被对方的气味吸引了，迷住了。”而很多“好色之徒”也喜欢“闻香识女人”。美国莫尼尔化学感觉中心研究发现，基因决定了女人的气味。女性除怀孕时体味会有所改变外，体味一生基本不变。而这些气味不是突然冒出来的，而是通过人体汗腺、皮脂腺分泌出来的，也就是常说的“汗味”。所以，两个对了“味儿”的人，往往能走到一起。

纽约州立大学石溪分校的研究者把“汗味”搞得更恐怖——他们提出，恐惧的情绪可以通过气味传播。这是因为在惊吓状态下，分泌的汗液含有某种化学物质，这种“恐惧信息素”被别人闻到后，也会有恐惧感受。也就是说，当你吓出一身冷汗之后，旁边的人也会被传染。

人在精神紧张、情绪波动时，常会出“冷（虚）汗”。这个“冷”，其实是相对于身体燥热时出的“热汗”。心慌、睡眠中出汗都与你的植物神经功能紊乱有关。而常说的“吓了一身冷汗”，则是身体受到外界环境突然刺激时的一种应对方式。你一定会有这样的感觉，除了出冷汗，你还会汗毛竖立、心跳加快、血压升高……当然，如果反复出现发冷（虚）汗的情况，去医院就诊才是正道。

冒冷汗还不是什么大问题，谁会没事整天冒冷汗？除非是身体出问题了。可倘若经常出淋漓大汗、瀑布汗，那就恼人了。多汗不仅影响学习（写字、看书时纸张湿透），还会影响到职场表现，谁会愿意看到一个整天汗嗒嗒的员工呢？很遗憾，这种情形或许就是患了“多汗症”。不过目前医学界还没有对多汗症的统一诊断标准。有人认为，局部皮肤出汗明显过多，并且影响到工作学习和生活时，就可以诊断是多汗症患者。

“汗液高发地”

除了天气热、受惊吓，出汗的原因还有很多。例如剧烈运动后，你可能会一身“臭汗”。不过，“臭汗”通常出现在脚部，尤其是一些“阴暗角落”，如腋窝、腹股沟都是臭汗的高发地。其实这都是细菌在作怪。要知道，皮肤上分布着亿万个细菌，它们不断吞噬分解汗液的成分，这才使得你变得“有味”。而那些毛发密厚、通风不好的地方，更是细菌繁殖的温床，味道当然也就更“重”一些。

虽然很多人觉得运动后的男人更性感，更有男人味。不过对于很多女孩子来说，这绝对是件麻烦事。所以很多人不惜血本地去除汗。可汗腺太多，遍及全身，要全面“打击”显然不靠谱，我们只能采取“重点盯防”战术。那首先我们就得知道哪里是“重点”。按照个头大小，汗腺也分主次，主要的汗腺多在腋窝、乳头、肚脐和会阴处。它们的毛孔比较粗大，汗腺导管又短又直，分泌出的汗液也比较特别——含有蛋白质成分，因此更加黏稠。

除此之外，还有两个地方也是汗腺的“老巢”，那就是手和脚。不过人们对这两处的待遇还真是差距甚远。有人说，真心相爱的人牵着手，手心就会冒汗，这其实是由于心情紧张、兴奋而造成的“神经性出汗”。不管怎样，手出汗好像变成了一件相当浪漫的事。而一提到“汗脚”，大家就会下意识捂住鼻子。实际上，手和脚所流出的汗并没有本质区别，只因为一个长期在外“散”着，一个整天在鞋里“闷”着，如果我们整天光着脚在外跑，大夏天也戴着手套，“香港脚”很可能就会变成“香港手”了。

汗液的成分其实是由汗腺管壁的细胞间隙决定，若缝隙宽大一些，大分子的脂质很容易进入汗液。脂质被细菌分解后，产生特殊气味的脂肪酸和不饱和醛，恼人气味随之而来。这也可以解释为什么西方人更容易受“狐臭”困扰，因为基因决定了身高体胖的他们“细胞间隙”比较大。不过，因祸得福，为了掩饰让人难堪的“汗味”，他们拼了命地去研究“香水”，搞得现在最“香”的香水都是一水的欧洲货。

不管怎样，通过排汗来散热可是哺乳动物特有的防热“必杀技”。尽管小猫小狗也有遍布全身的汗腺，却大多靠吐舌头、舔爪子散热，我们静静地坐着就能靠汗腺来散热。恰如进化人类学家雅布隆斯基（Nina G. Jablonski）在《皮肤》中所写的：“正是看上去最平淡无奇的汗，才成就了今天的人类。”

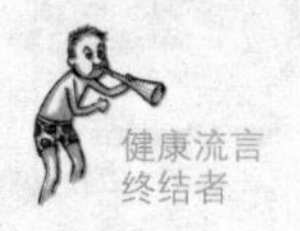

神秘的“叉腰肌”

忽如一夜春风来，中国足协迎来了“叉腰肌”。据《体坛周报》2008年8月的一则报道，结束了奥运比赛之后，中国足协前主席谢亚龙在女足赛后总结会上强调：中国女足身体肌群中最需要训练的是“叉腰肌”。

一时间，球迷们开始浑身上下搜索这条“叉腰肌”，希望能及时找到这个拯救中国足球的命门，以便日后的中国足球能实现“腰不疼了，腿不酸了，走路也有劲了”的理想。

麻烦的是，这一新鲜词汇，据说很让中国女足姑娘找不着北，也让一干医学专业人士错愕。翻遍解剖图谱，可没“叉腰肌”这个名词。但谢主席言之凿凿，显然是话出有因的。那么，“叉腰肌”究竟是个什么肌呢？其实，人的腰部真有一块与之读音相似的肌——髂腰肌（iliopsoas）。“髂”读音似“掐”音，这一音之差，造就了一个网络热词。

什么是髂腰肌？髂腰肌其实是个“合集”，由腰大肌、腰小肌和髂肌组成。要想知道这块肌肉的位置，首先得了解髂骨在哪里——

当你做叉腰动作时，两手可以摸到骨盆外侧突出的骨头，这便是髂骨的一部分了。而髂肌像一把扇子，起于骨盆的髂嵴；腰大肌、腰小肌起于脊柱腰椎段椎体的侧面及横突。三块肌肉相合，经腹股沟韧带深面，止于股骨的小转子。

每块肌肉在身体内都司理特定职责。髂腰肌与股直肌、缝匠肌、阔筋膜张肌等肌群组成髋关节屈肌用以曲髋，使大腿向骨盆靠拢。简而言之，在抬大腿这个动作里，便有髂腰肌的一份功劳。在下肢静止时，两侧的髂腰肌同时收缩，能起到平衡腰椎的作用，可以使脊柱、骨盆前曲，从而完成仰卧起坐动作。在剪式跳高起跳腿过杆外转这个动作中，髂腰肌也发挥作用——外旋股骨。

髂腰肌对田径运动也很重要。由于它参与抬腿动作，因此在跑动中大腿能否快速高抬和前摆，与髂腰肌收缩速度及力量存在着某种程度的干系。但对于足球，髂腰肌的重要性可没那么玄乎。一名伟大的足球运动员可能髂腰肌并不发达，但在体能、技术、团队配合等方面必定强悍。

当然，髂腰肌也会出现疾病，常见的如髂腰肌综合征。好在，它们的发病率并不高。髂腰肌综合征主要表现为髋关节功能受限、髋周疼痛，说穿了就是大腿外侧根部疼痛，走路不舒服。医学表明，这种问题是神经嵌压症的一种类型。由于某些神经穿行在髂腰肌内，在经过某些骨纤维隧道或跨越腱膜穿过筋膜时，神经的活动空间受到限制，从而出现被挤压现象。哪里有压迫，哪里就有反抗，结果往往是神经传导功能障碍。这种疾病的诡异之处在于，它好发于中年女性，盆腔炎症可能是源头。盆腔炎症引起髂腰肌炎症，出现肌肉水肿、肌腔隙内压力升高、神经受压，从而引发症状。

由此可知，光靠锻炼"叉腰肌"是不可能解决中国足球全面疲软的问题的。当然，锻炼身体毕竟是好事，君不见肺活量超过常人两倍以上的菲尔普斯，在2008年北京奥运会上勇夺八金。退一步讲，球员只要锻炼好身体，即便没有入球，我们也会很欣慰地看到：他们还不至于一到下半场就跑不动路、迈不开步。

一着凉就感冒?

生活中，我们常听到“昨晚睡觉着凉感冒了”之类的说法。但且慢，着凉就是感冒吗?两者是等同关系吗?如果不是，那着凉能引起感冒吗?这看似稀松平常的话题其实也值得深究一番。

首先从概念来判断，着凉也称受凉，即身体感受到凉。这里的凉可以看作由外界较大的温差变化引起，比如夏日的晚间睡眠，同白日相比温差能达10摄氏度，如果不注意保暖，便容易着凉。在寒冷的冬日，进行室外活动时若穿衣保暖不够，也会因气温过低而着凉。着凉的后果可能有很多，比如冷得发抖、打喷嚏、拉肚子等。

感冒一词极具中国特色，据说这词发源自南宋的官场。当时的馆阁（中央级学术机构）有值班制度，但基本一夜无事。为了开溜，他们约定俗成地在登记簿上把离开的原因写为“肠肚不安”。而一位名叫陈鹄的值班新丁，偏不遵照惯例，标新立异地写上“感风”二字。到了清代，感风演化为感冒，即身体感受到疾病症状的全面爆发。

没错，咽喉发干、鼻塞、咳嗽、打喷嚏、头痛等感冒症状的确够

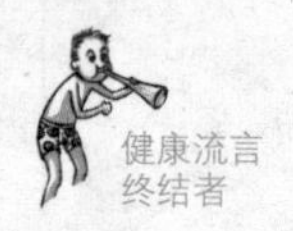

全面，让人很难堪。感冒是最常见的传染病之一，也是最常见的呼吸系统疾病。说它是传染病，是因为感冒实际上是由病毒入侵引起的，病毒还能继续四处传播，比如打喷嚏或说话时的飞沫、和别人握手等。在身体过度疲劳、抵抗力降低时，这些病毒便蠢蠢欲动，对人进行骚扰。它们有上百种之多，名称繁芜，如鼻病毒、腺病毒、轮状病毒等。而普通感冒有50%是由鼻病毒引起，在90%的病人手上也能分离出这种病毒。虽说是病毒，但它还算温顺，因此不必过于担忧。

从上面可以看出，着凉并不是感冒，两者不能对等。那着凉一定会引起感冒吗？还是让我们看看科学试验怎么说吧。1958年，美国伊利诺伊大学医学院的道林医生为搞清楚着凉与感冒是否确有关系，招募了400多名医学院学生做了个试验。首先让学生都先接触能导致感冒的病毒，接下来让其中一部分人着凉一下。有些志愿者穿上厚重的棉衣身处极低的温度下，有些则穿着内衣处在舒适的温度下，另外一些就让他们感受下酷暑的滋味吧。结果有趣的是，所有人感冒的概率是一样的。换句话说，得感冒的原因不在于是否着凉，而只是看你是否接触了感冒病毒。

1968年，美国一位叫道格拉斯的医生则在得克萨斯州的犯人身上进行了类似的试验。他先把病毒放进犯人的鼻子里，然后让他们身处严寒之中，穿着不同数量的衣物保暖。为了进一步验证着凉受冻是否会引发感冒，他还把一部分人的头发弄得湿漉漉的。但无论怎样折腾，得感冒的概率还是没差别。

由此看来，引起感冒的罪魁祸首是病毒，让你鼻塞流涕、喷嚏连天的感冒并非着凉所致。但着凉却能引起类似感冒的症状，这又是为何？原来，在昼夜温差较大时，皮肤表层的感受器会感受到凉意，然后紧急报告给大脑中枢司令部。司令部便会发出打喷嚏的指令，同时令皮肤毛孔收缩，鸡皮疙瘩也冒出来了，或许你还会不由自主地打哆嗦来与这种寒冷对抗。

此外，感冒在寒冷的冬天更多见，也会让人产生“着凉受寒与感冒相关”的联想。其实其中另有蹊跷。一般说来，当空气湿度达到50%以上时，感冒病毒会迅速死亡，但冬天的干燥恰好为病毒提供了舒适的环境，这大大延长了病毒在体外的存活时间。此外，人们在冬天一般会减少外出活动，瑟缩在温暖的室内，封闭的环境加上不流通的空气，会让感冒患者身上散播出的病毒在空气中生存得更久，这就容易传染给别人。

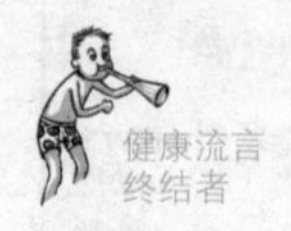

有靠谱的抗流感偏方吗?

甲型H1N1流感（下称“甲流”）曾让很多人为之恐慌。虽然已有甲流疫苗，可许多人依然半信半疑。与此同时，大量的抗流感偏方却火了起来。在抗击甲流的阵地上，它们靠谱吗?

掀起偏方的红盖头

“偏方，即单方验方，多指药味不多，对某些病症具有独特疗效的方剂。与常规正统的医学治疗手段相比，偏方很少能被正规医药典籍所接纳。”上面这两句，是我从网络中摘引得来。从这个定义上看，国内的偏方大多为中草药和食疗。

我所知道的感冒偏方有烧大蒜吃、煮苦艾水喝，还有喝鸡汤和姜水。每年冬天，这些难以下咽的东西（鸡汤除外）总被母亲视为预防感冒的最好法宝。那时，似乎没人计较它们有无科学道理，只要乖乖喝下去就保准不会感冒。转眼之间，这些感冒偏方突然“荣光”起来，成为预防甲流的偏方之一，在网络和手机上四处传播。

国外也流传着许多甲流偏方，它们被称为Folk Remedy。《华尔街日报》健康专栏作者梅琳达·贝克（Melinda Beck）在题为《流感偏方：庸医还是良药？》的文章中，就提到并分析了很多有意思的偏方。她提到的偏方包括在房间内摆放洋葱或大蒜、顺势疗法、喝鸡汤等。遗憾的是，这些偏方均未被证实可防治甲流。

比方说，喝鸡汤能让流感患者感觉更好，其中的门道可能仅在于这是一碗热气腾腾的汤。贝克认为，为数众多的偏方，如饮用（或含漱）含有一些其他物质的热水——从茶、柠檬到大蒜和醋，可能有助于化痰，加快消除感染的过程。也有人认为，热的水蒸气有助于给鼻子通气，从而形成疗效。

中医药偏方

与病毒长久斗争的经验告诉人们，预防甲流也需从三方面入手：控制传染源、切断传播途径、保护易感人群。目前，网络上流行的流感偏方，多数以进补食物或草药为基础，旨在保护易感人群。

国家中医药管理局曾印发《甲型H1N1流感中医药预防方案（2009版）》，为公众防疫开出中药处方，其中包括高危人群适用的4个成人药方和1个儿童药方。仔细审视就会发现，他们多半采用常见食材，如葱、姜、白萝卜、薄荷、菊花、大枣等，或做汤或冲饮。很多人会关心，这些方案科学吗？有没有效果？其实，这并非一个容易得出答案的问题。

首先，我们得明白什么是预防。医学预防主要分三级，最重要的是一级预防，它是病因预防或初级预防，针对致病因子（或危险因子）采取措施。中草药或偏方，貌似针对甲流病毒，其实不然。各种中草药或偏方所含有的药理活性成分并不能够杀灭病毒，也绝不会让你一夜之间产生甲流抗体。抗病毒药物达菲（Tamiflu）的有效成分虽提取自八角茴香，但这并不意味着把八角茴香和猪肉一锅炖，就能产生预防或治疗甲流的作用。毕竟，一口铁锅比不上复杂的药物提取制造流水线。

二级预防是阻止病程进展，减缓疾病症状的重要措施，又称“早发现、早诊断、早治疗”。甲流作为2009年的新鲜事物，是一种全新的疾病。拥有上千年历史的中医药，此前从未与之遭遇。换句话说，面对甲流，中医药也是门外汉。因此，中医药预防方案的制订大多依据经验，而非依据科学。

其次，若未经证实有效，中草药或偏方并不能拿来作为预防手段。很多人对此颇有微词，认为中医药历史有上千年，难道老祖宗的经验会错得离谱吗？事实上，历史长短并不能作为说话的底气，它必须经过现代科学和临床试验的检验，确证有效后才能正大光明地走到台前。

未经证实有效

按照美国疾病控制与预防中心（Center for Disease Control，CDC）的说法，预防或治疗甲流的兵器谱里，目前确证有效的只有甲流疫苗、抗病毒药物达菲和和乐感清（Relenza）。甲流疫苗是唯一可预防甲流的手段，达菲和乐感清则是仅有的几种通过临床试验，确证能抗击流感病毒、缩短病程的药物。这段话也提示人们，未患甲流而事先服用抗病毒药物，并不会产生保护作用。

与此同时，美国CDC官方网站也申明，目前尚无任何科学证据表明草药或其他偏方对治疗甲流有任何好处。这意味着，面对让人眼花缭乱的偏方，你大可一笑了之，不要太当回事。总之，偏方诚可贵，科学价更高；若为健康故，偏方可弃抛。

何以信偏方？

我认为，人们一般不会选择偏方这种东西，只有在病急乱投医或常规治疗无效时才会这么干。而各种甲流偏方的甚嚣尘上，至少表明两点：其一，人们对甲流的科学认识并不足够，并不知晓它的致病机理和科学预防，以致对偏方盲目相信。其二，甲流疫苗的人群接种普及率并不高。作为预防甲流的最好手段，在对抗甲流的初级阶段，疫苗接种多限于一线医务人员、中小学生和老人等重点人群，普通群众仍是一针难求。在甲流恐慌的背景下，甲流偏方无疑成为另一种选择。

很多人言之凿凿，声称民间偏方很有效。这又是为何？事实上，获得这种积极、肯定的回答并不难。一般来说，选择偏方的人更加注重个人卫生习惯。换言之，即便偏方无效，却可能因其他良好的卫生习惯，无形中避免了与甲流病毒的接触。

同时，在某种程度上，偏方有种“心诚则灵，信则有用”的魔力，从科学上讲这是一种“安慰剂效应”。简单点说，民间偏方预防或治疗甲流虽没有科学依据，但服用者只要相信它有效，它便真的“有效”了。

止咳药中为什么含兴奋剂?

“因为含有兴奋剂成分，所以奥运会期间北京禁售止咳糖浆等感冒药”——这样的新闻一出，迅速就炸开了锅。好在有关部门立即出来辟谣，这样的报道纯属瞎掰，大家这才安了心。不过，依然有些人心存疑虑——止咳药里为什么要放兴奋剂呢，难道是制药企业“不规矩”？

首先要明白什么是兴奋剂。兴奋剂的英文为dope，有说法认为，它原为南非黑人方言中的一种有强壮功能的酒。该词于1889年被首次列入英语词典，释义为“供赛马使用的一种鸦片麻醉混合剂”。医学上，兴奋剂指的是能刺激人体神经系统，使人产生兴奋从而提高机能状态的药物，后来在体育界被泛指作用于人体，有助于运动员提高成绩的药物。

一些运动员为了谋求更好的运动成绩，就有可能寻求这些药物的帮助。比如促红细胞生成素（Erythropoietin，EPO），通过抑制红细胞生成组织中的红系祖细胞凋亡来促进红细胞产生。它在医学上用于治疗肾衰、肿瘤等引起的贫血。但其由于能大幅度提升血红蛋白

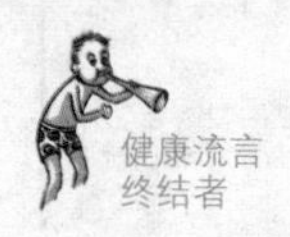

浓度，使红细胞携氧能力增加，因此被某些人用到运动员身上。这完全是不正当的竞争策略，在短跑、跨栏等田径比赛中，EPO相当于肌肉的助推剂，能提升肌肉力量，让运动员在高速奔跑中坚持的时间更久。

不过，确实有些常用药物中含有兴奋剂。据统计，市场上销售的止咳药水中，超过1/3含有可待因、麻黄碱等麻醉精神类管控药品。而在《含兴奋剂目录所列物质的化学药品及生物制品品种名单》中，麻黄碱赫然在列。可待因和麻黄碱可以作用于中枢神经系统——大脑。麻黄碱能刺激大脑皮层及皮层下中枢，引起中枢刺激兴奋作用，让人精神振奋，产生“快感”，使本已疲乏的大脑得到“充电”。在使用过麻黄碱后，运动员的兴奋程度明显增强，丝毫不觉得疲倦，能超水平发挥运动技能，更有利于摘金夺银。

药物的作用实在复杂。这些“兴奋剂”对运动员来说是可能打破“Fair Play”原则的违禁药物，因此需要在体育比赛中受到严格管制；但对于普通人来说，它们又是治病的良药，只要服用得当，就不会对人体造成伤害，不会影响使用者的健康，反而能治疗某些疾病或者缓解某些症状。

可待因属于阿片类麻醉药，具有镇痛镇咳作用，可以抑制呼吸中枢，抑制肠蠕动，多种止咳、止泻合剂均含有它。而麻黄碱则用途广泛，支气管哮喘、百日咳以及很多过敏性疾病的治疗药物中都有它的身影。它还是常用的术中升压药物，能扩大瞳孔，治疗重症肌无力、痛经等。

当然，这也并不是说这些“兴奋剂”不会在普通人身上产生“兴奋”的效果。那么，会不会有人利用这些唾手可得的常用药物来谋求特殊的“兴奋”？要知道，这可不是杞人忧天，一些类似的药物甚至已经打着“高考兴奋剂”的幌子进入了市场。

不过，靠吃止咳药谋求好成绩恐怕有点难度。药物可以使大脑进入兴奋状态，但不等于它能促进学习，提高成绩。何况“是药三分毒”，遑论兴奋剂。服用过量麻黄碱能引起精神极度兴奋，失眠不安、神经过敏就会找上门。长期使用后，一时停药就会出现“戒断症状”，用药者渴望能马上吃一点，表现为焦虑、失眠、精神萎靡、烦躁不安、头痛、心悸、出汗。

兴奋剂，依着“兴奋”二字显得很好很强大，但身为普罗大众的你我尚需理性地看待它。在医学上，它是有明确治疗目的的药物，但若偷梁换柱，如给备考的孩子使用，就几乎没有任何益处了。要是由此产生了“上瘾”症状，则不但让家长心焦，还会贻害孩子的学业。

Chapter Ⅵ

身体活

Chapter Ⅵ

麻醉风险知多少?

如果勇猛的关公生活在今天，不知道是否还会有谈笑间“刮骨疗毒”的故事。现如今，不知道是人们对疼痛的耐受力在下降，还是对痛的恐惧本身就是“集体无意识”行为，一项项原本与痛苦挂钩的治疗和手术都被贴上了“无痛”的标签：睡上一觉，心脏给换了、腿给截了，还有无痛分娩、人流、胃镜……而这一切的发生，麻醉是当之无愧的幕后功臣。可你知道麻醉是什么吗？这一切究竟是如何发生的，麻醉到底有无风险呢？

不过是一场麻醉

让我们从一部电影开始麻醉之旅吧。2007年年底，电影《夺命手术》在美国上映。劲爆的片名预示这是一部医学主题的惊悚片。一种医学上非常罕见的现象——“术中知晓”成了片中噱头。

主角克莱顿进入麻醉状态后，却在手术过程中恢复了知觉，感觉到有条软管插在喉咙里，无法呼吸。钻心的疼痛时刻袭来，冰冷的手术刀在身体内切割；他能听到医生和护士的对话，并获悉了他们的阴谋诡计。他想逃离，但身体却不能动弹，也不能发出任何呼救的声音……这绝对是难以言述的巨大痛苦和可怕经历，做手术形同“要去海洋里游泳一般令人生畏”。

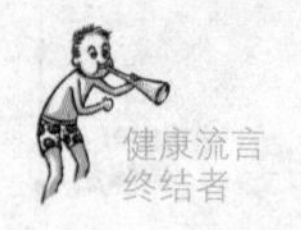

看完《夺命手术》，恐怕没人敢被麻醉和做手术了。但说实话，这部电影编剧水平很差，对术中知晓的惊悚性进行了无限夸大。其实，根据个体差异，病人因术中知晓而感觉到痛苦的程度也是完全不一样的。据估计，在有过术中知晓经历的病人中，48%的病人可以听见，48%的病人感到不能动弹或者呼吸，36%的病人感到焦虑或者有压力，28%的病人感觉到疼痛。仅在极端个案中，病人会因此患上创伤后压力心理障碍征。

据统计，每10000个应用全身麻醉进行手术的病人中至少有一个或两个病人会在手术结束前醒来。美国埃默里医药大学的彼特·斯比尔博士说："你可以想象这种经历是短暂的，但却是最可怕的。"一项研究调查显示，在美国7所大医院里所进行的2万例手术中，每间医院都会有一到两起的术中知晓情况出现。麻醉深度不够、麻醉药物剂量限制、麻醉机器失灵或操作不当，都可能引起术中知晓的发生。

毋庸置疑，风险处处在，关键在防控。麻醉风险主要指潜在的并发症和意外。前者是由麻醉引起的、不希望发生的组织损伤或病态反应。麻醉意外则指因麻醉造成的患者死亡、严重组织损伤和致残。此外，病人本身的原因（如急诊手术、易致麻醉高风险的疾病、年龄因素等）、麻醉医生的技能水平和处理能力也不可忽视。

那些曾在《麻醉知情同意书》上签过大名的读者，一定不会对写满全纸的风险告知感到陌生。换句话说，麻醉工作的危险性是不言而喻的。麻醉状态就像生死之间的中间态。人被麻醉后，机体对外界的反应呈过度增强或显著抑制，机体自主调节机制部分或全部丧失，自我保护功能严重受损，可能引起牙齿损伤、气管插管困难或术后头痛、恶心呕吐，甚至神经损伤、心跳骤停及麻醉死亡。但其实，经历了100多年的发展，再加上许多优秀药物及设备的出现，麻醉的安全性早已大幅提升。换言之，麻醉已成为一项非常安全的操作和技术。

1999年，美国医学研究会发布报告指出，“麻醉死亡率已从20世纪80年代的1/10000下降到目前的1/20000～1/300000”。因此，当朋友做手术时，你无须过分忧虑。他们不会在麻醉后醒不过来，也不会在麻醉过后脑力变差，认不出你。

麻醉那些活儿

不确定性是产生焦虑的重要原因，人们对麻醉的恐惧感源于人们对它的陌生感。换言之，普罗大众对麻醉基本知识及过程缺乏了解，难窥麻醉神秘面纱下的样貌。

很多人简单地以为，麻醉就是“打一针、睡一觉”，把它视为一种让人睡着的技术。作为常人的朴素看法，这样的描述虽然平和易懂，但并不确切。麻醉远非如此简单。让你“睡觉”的背后，凝集着现代医学科技的高含金量。

俗语说“外科医生治病、麻醉医生保命”，这句俗语很到位，它形象地描述了麻醉医生在一台外科手术中的重要作用。在手术台上，外科医生的“手中活”仅是在病变部位动刀子，麻醉医生则更为忙碌，他调控患者的麻醉深度，让患者处于无痛状态，确保手术顺利进行，保证麻醉安全。在紧急情况下（如术中大出血等），麻醉医生则是忙上加忙。因此，麻醉医生被誉为“无影灯下的生命保护神”。

对于一名够牛的麻醉医生来说，广博的理论知识是基础，病理生理、药理、内科、外科、妇儿、麻醉等基础和临床医学必须无所不知。为手术保驾护航时，难免遇到暗礁涌流，因此他也必须具备处理突发情况的能力，管理好病人的重要生命体征，包括呼吸、心率、血压、神经系统、肝肾功能等。同时，他还必须具备细致的观察力，考虑周到。总而言之，他们是一群忙而有序、沉稳且专心的医生。

现在回到一个根本的问题上来：到底什么是麻醉，麻醉又是怎么进行的呢?

麻醉，顾名思义，“麻”为麻木麻痹，“醉”为酒醉昏迷。简言之，麻醉便是用药物使病人整体或局部暂时失去知觉，以达到无痛的目的，进行手术治疗。随着外科手术和麻醉学的进展，麻醉已远非单纯解决手术止痛这么简单。

若对麻醉类型进行区分，可大致分为全身麻醉和局部麻醉两类。全身麻醉，便是常言说的“睡着状态”，病人意识消失，全身肌肉松弛，也不会体验到疼痛。局部麻醉，顾名思义，只是对身体的某些部位进行麻醉。最常见的局部麻醉，如拔牙时，医生会先在你牙根附近注射一些局部麻醉药物，以免你感到疼痛。一般地，局部麻醉还包括硬膜外麻醉或蛛网膜下腔麻醉（俗称“腰麻”），也就是大家所熟知的“半身麻醉”。麻醉医生会在你的后背中间进行一番操作，然后你便感觉到下半身被麻倒：你虽知道手术刀在切割身体，但不会感受到疼痛。

现今，全身麻醉的比例日渐提高，在大型医院约占60%以上。其过程可分为：麻醉诱导、麻醉维持和麻醉苏醒。打个形象的比喻，你可以将整个过程视为一架客机的飞行。飞机飞行最危险的阶段是起飞和降落，麻醉的诱导和苏醒同样如此。

所谓麻醉诱导，便是让人由清醒转为沉睡状态，这又是如何实现的呢？其实，好几种药物的综合作用像“组合拳”一般把你“打入”麻醉状态；其中包括镇静催眠药、阿片类镇痛药、肌肉松弛剂等。由于没有意识，全身肌肉松弛，你已丧失呼吸的力量，麻醉医生还要将气管导管插入气管内。此后，一台麻醉机将持续以机械力量为你提供氧气及麻醉气体，保证你处于麻醉状态时不会缺氧。

麻醉苏醒，便是“由梦转醒”的过程。恰如人睡足了就会醒来，麻醉药物在体内代谢殆尽时，麻醉状态不能继续保持，人便进入麻醉苏醒阶段。当你睁开双眼，听到医生呼唤，全身肌肉力量恢复时，气管导管会被拔除，进入麻醉后监护室观察至少半小时，确认清醒后便能安返病房啦。

只有小手术、没有小麻醉

麻醉够神奇吧！但在目前的医疗环境下，麻醉医生及其所从事的麻醉工作却未受到高度的重视。很多时候，一般人想到的仅是手术的难度大小、成功与否，很少想到保证手术成功的幕后英雄——麻醉。其实，两者就像一对孪生兄弟，难以分舍；麻醉的目的是保证手术开展，手术顺利的前提是麻醉成功。

相较于手术的“治病”，麻醉则是“保命”。某些时候，后者甚至比前者本身更为重要。在手术台上，每天都有病人因同样的疾病“挨刀”，但却可能面临完全不同的麻醉处理方式。同样是阑尾炎，医生的开刀方式几无二致，但病人的全身状况可能完全不同，麻醉方式和处理有天壤之别。

这也恰好印证了麻醉医生的一句嘴边话——只有小手术，没有小麻醉。这句话也时刻警醒着麻醉医生做好麻醉，让患者“梦醒之间，轻松自如”。

TIPS

没有麻醉药的日子里

没有被麻醉，就想做手术？古人就干过。古埃及的医生就在病人处于清醒状态时，对其进行截肢术和睾丸切除术。实在不行，便将病人五花大绑，将其按住后手术，完全无视其嚎叫疼痛的惨状。后来，人们发现在不清醒或昏迷状态下，人对痛觉不甚敏感。西亚古国阿西利亚的医生还曾用压迫颈部血管引起病人昏迷的方法，实施包皮环切术。后来，放血把人弄晕、用木棍将人打晕、用酒将人灌醉等方式，成了手术前的准备方法。

据《三国志·华佗列传》载，华佗发明了“麻沸散”，并用它麻醉病人，进行腹腔手术。公元652年和1596年，孙思邈和李时珍分别在《备急千金药方》和《本草纲目》中介绍过曼陀罗花的麻醉作用。1743年，赵学敏在其著作《串雅内编》中介绍过一种开刀药方，便由草乌、川乌、天南星等组成。

麻醉让人产生性幻觉？

虽不可思议，但这的确是真的。早在1849年，使用氯仿（一种吸入麻醉药）进行产科镇痛时，有个别妇女吸入氯仿期间口述淫荡语言。这可能由梦境引发。诸多外文医学文献上，不乏因麻醉而产生性幻觉的报道。有些病人在麻醉后甚至自述被麻醉医生“性侵犯”。

他们对性幻觉的描述通常是生动和真实的，而当医师给予解释后，他们又感到很惊讶，如缺乏客观证据，很难区分是性幻觉还是性侵犯行为。性幻觉多发生于女性，男性也会发生，而女性同性恋则很少发生，大多数性幻觉报道来自北欧国家，其他地方少见，可能与文化差别有关。

性幻觉的产生可能与机体敏感部位所受到的某些刺激有关。在麻醉状态下，放置在胸前的仪器或器具对皮肤的摩擦较之于听觉或视觉更易引起性幻觉，血压计袖带间断充气和放气使静脉血管更加充血，可造成阴茎手淫的幻觉。同样，术中在会阴部擦拭药物也会造成抚摸生殖器的幻觉。

左撇子的科学

在过去的数个世纪里，人们一直对左撇子感到十分好奇、疑惑，甚至恐惧。很多人认为，左撇子的人比较聪明，比如有不少运动健将和政治名人（美国总统福特、克林顿和奥巴马）都是左撇子。可问题是，左撇子真的更聪明吗？左撇子在一般人群中所占比例约为10%，左撇子为什么会如此稀少？他们跟右撇子相比，有着怎样的健康风险？刻意纠正，又会导致怎样的结果？

你是左撇子吗？

在一个“右利手”占大多数的社会里，“左利手”显得有些异样，就连名称都变成了“左撇子”。不管是习惯用右手还是左手，它们背后的共同概念是偏手性。换言之，偏手性是指日常生活里某只手相对于另一只处于主导地位。

每遇到一个左撇子，一般人最常脱口而出的问题是：“你为什么是左撇子？”这也成为科学家所要解决的科学难题。关于左撇子的成因，目前有很多解释的版本。20世纪80年代，有学者提出一个颇有趣的观点：胎儿发育时，靠近嘴巴举起的手会成为利手。不过，这个观点未能得到验证。

来自遗传学的研究表明，大约有25%的偏手性是由遗传导致的。一种叫作LRRTM1的基因，可能与左撇子的形成有关。携带这种基因的人群中，左撇子比例更高。遗传并不能解释全部，理由是有些同卵双生双胞胎的用手习惯也不一样。几年前，丹麦奥尔胡斯大学的研究者则将目光聚焦在准妈妈隆起的小腹上。他们发现，产妇年龄偏大或婴儿体重偏低时，出现左撇子的概率更高。此外，准妈妈怀孕期间若一直承受较大压力，如患有抑郁症，生育左撇子宝宝的机会也更大。

后天环境也会影响左撇子的出现。部分右手无法长期活动或使用的人，很可能出现左手优势，这是一种补偿机制。

从科学上讲，严格意义上的左撇子非常罕见。毕竟，手能做出多种动作，比如拉、抛、拧、握、持笔，等等。一位只能用右手穿鞋子的人，也可能唱歌时用左右手拿话筒都很顺畅。

为了方便研究，科学家们制定了区分左右利手的标准。中国通过10个方面的测试来确定，也就是执笔、执筷、掷东西、刷牙、执剪刀、划火柴、穿针、握钉锤、握球拍和洗脸。

左撇子为何这么少？

无论如何界定，左撇子占人群的比例仅有10%，科学家也一直困惑左撇子缘何如此稀少。从遗传学的角度而言，用手习惯则与大脑不对称性颇有关联。不过，科学家对大脑不对称性的理解依然非常浅显。

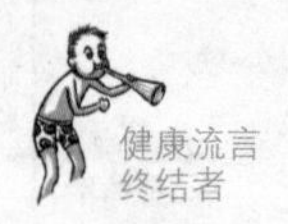

美国西北大学研究者提出的新观点发表在英国皇家学会《交界期刊》（*Journal of the Royal Society Interface*）上，该论文称，左撇子之所以稀少，完全是人类演化中平衡合作与竞争导致的。换句话说，在一个愈发趋向合作的社会里，人群的用手习惯越趋向一致。对一个有效率社群而言，最重要因素或许正是合作，合作会导致用手习惯的相同。简单点说，一群人围拢着桌子进餐，一位左撇子的用筷习惯肯定会与别人“打架”。

至于说到“打架”，左撇子的优势展露无遗。研究者还提到，许多对垒性质的运动项目里，左撇子获胜的比例很高，如乒乓球、击剑与棒球。也就是说，一位左撇子选手的击球动作，往往迥异于右利手选手的动作，使对方难以追踪把握，从而在竞争中占优。而对强调团队协作的运动而言，共同的用手习惯无疑有助于提升配合的流畅度。

为何大部分人形成右利手，而左撇子成了少数呢？来自演化心理学家的一个有趣的观点是，人类在古老的冷兵器时代，由于心脏位于胸腔左侧，故而形成了左手持盾防护，右手拿矛进攻的习惯。

更靠谱的观点来自于考古学界。至少在20万年前，史前人类已经开始出现右利手倾向。研究者通过分析旧石器时代遗址中的石片，分析人类早期的用手习惯。结果发现，当时的人类大多已习惯用左手承托石头，沿顺时针转动石头，右手持握石锤打击石头。此外，来自岩洞壁画的分析也表明，右手印的数量是左手印的两倍多，这也被视为右利手占优势的一个证据。

“左撇子更聪明”是莫须有的

在过去的数个世纪里，人们一直对左撇子感到十分好奇、疑惑，甚至恐惧。历史上，左撇子是人群里的“异类”，被认为是和恶魔交往的象征，是“与撒旦为伍者”。这并不难理解。人类天生具有排斥异己的倾向，并常受宗教或神话传说的煽动，例如上帝使用右手，只有魔鬼擅用左手。在中世纪油画里，使用左手的人也常被视作施行巫术的标志。在英语里，右（right）的本意正是正确和礼貌，而左（left）则代表着懦弱与卑下。即便是在20世纪20年代，左撇子还被认作是弱智的一个表现。

时风渐转。1975年8月13日，美国一群左撇子成立了名为“左撇子国际”的组织，旨在为左撇子争取权益，呼吁更多关于左撇子的研究。每年这一天也成为国际左撇子日。随着脑科学的发展，人们都知道左脑主管语言、数字、分析、逻辑、推理等功能，右脑则以音乐、美术、想象、直觉等功能为主。很多人就此认为，左撇子的人右脑比较发达，也更加聪明。此外，随着左撇子名人的广泛宣传，左撇子的形象也乘势而上，成为聪明的象征。

很多人都认同左撇子更聪明这个说法。在一个右利手的社会里，每一个左撇子总显得与众不同，进而被赋予别样的特质。更何况，不少科学家、政治家可都是左撇子，其中有大科学家牛顿、居里夫人，音乐家贝多芬，微软前总裁比尔·盖茨，以及包括奥巴马、克林顿在内的数位美国总统。他们仿佛为左撇子更聪明提供了佐证。

那么，左撇子更聪明有科学依据吗？

遗憾的是，现有的科学证据并未证明这一点。无论是智商对比研究，还是综合比较分析，左撇子并不比一般人更聪明。人们之所以得出“左撇子更聪明的印象”，往往是过于关注的结果。简单点说，左撇子名人是很多，但更多的名人还是右利手。

当然，有证据表明左撇子更擅长发散性思维，而这被认为是创造力的重要因素。不过，有好事的哈佛大学学者却通过一项研究表明左利手平均收入比右利手低10%。

总之，基于现有的科学研究，“左撇子更聪明”只是一个美丽的神话，是对科学知识的一种误读。

最新的一项研究表明，左撇子在患心理和发育疾病的风险上似乎更大一些。2008年，瑞典中部大学厄斯特松德分校的心理学家爱丽娜·罗德里格兹（Alina Rodriguez）发现，左撇子或混合偏手性的孩子比右利手的孩子更有可能患上语言障碍或小儿多动症。

纠正左撇子？

左撇子与众不同，也容易受人嘲笑，尤其是在小学阶段。有些学校也有严苛的规定，学生不得用左手书写。不少父母和老师也强迫孩子使用右手。

有研究发现，强迫左撇子孩子换手的做法并不可取。原因是，左撇子这一特征已经被写入孩子的大脑，孩子已经形成了左利手优势，强迫更改无疑会打乱早已建立的大脑半球优势，可能会使孩子的心理与生理产生混乱或扭曲。有时，强制性纠正会造成其语言中枢功能紊乱，出现口吃、神经紧张、情绪不安、注意力不集中等现象。看过电影《国王的演讲》的人都不会忘记，乔治六世的口吃令人印象深刻。他之所以口吃，被认为与父亲强行纠正其左撇子大有关系。

值得注意的是，欧美的左撇子显然比中国等东方国家要多。造成这一现象的很重要的原因是东西方文化传统有所不同。东方文化注重求同中庸，极力去除与他人不同的特质。西方文化注重存异，孩子与父母是平等的。换句话说，一位美国儿童若喜欢用左手抓握东西，父母多选择尊重其选择；如果一位中国儿童做出同样的举动，很可能受到父母的制止或强迫更改。

事实上，强迫左撇子孩子更改习惯的成功率也不高，大约不到10%。总之，引导胜过强迫。人们没有必要过分苛责左撇子，强迫他们与其他人一样。

脚踝，你“肿么”了？

加速、变向、急停跳投，防守球员无奈地原地起跳，篮球从指尖飞过，划出一道完美的弧线后漂亮入网，这就是NBA赛场中“脚踝终结者”的标准进球动作。在整个NBA大联盟中，可以做出如上全套动作的人还没有几个。

“脚踝终结者”是中国球迷对美国NBA赛场中科比、韦德、艾弗森等一干盘带灵活、过人有术的球员们的昵称。之所以叫他们“终结者”，是因为球迷不得不用如此不可思议的惊叹口吻来形容这群可以如此折腾脚踝的“疯子”。不过，受到脚踝损伤困扰的运动员也不在少数，就拿我们自己来说，绝对少不了脚踝扭伤的记忆。

脚踝到底有多重要？

想象一下数百万年前非洲大草原的人类祖先。他们离开树枝后懵懂地站起来，然后是直立行走、解放双手，把全身的负重压给了两条腿。为了支撑住体重，人类祖先的双脚必须稳当地站立在大地上。如此一来，连接双脚与下肢的脚踝部位自然非常重要。

几年前，英国曼彻斯特大学的研究者对脚踝进行研究，证明了脚踝的重要性。脚踝在人类的演化过程中功不可没，甚至可以说，没有这个“零部件”的演化，便没有人类的演化。科学家认为，300

万年间人类祖先在类人种图谱上也有很多竞争者，会跑步就好比玩高难度游戏开了“外挂”，而脚踝就好比一款好用的“外挂”。只有跑起来、跑得快，才有机会捕猎到足够多的肉食，摄入动物蛋白质，进一步促进人体的发育，推动人类的演化。要知道，如果没有演化出脚踝，他们大部分时间都花在寻找动物腐肉、昆虫与浆果上，生存将极为艰难。

说到脚踝之重要，不得不提到脚踝部位一个非常重要的“零部件”——跟腱，刘翔也是因为跟腱受伤才不得不在北京奥运会退赛。

要说跟腱之重要，只要想想武侠小说或者影视作品即可。这些作品中所谓的挑断脚筋、让敌人躺在地上动弹不得，其实就是挑断对方的跟腱。

跟腱的位置也很好找，顺着小腿后方脚踝上部往下摸，那根粗壮无比的筋就是了。在做蹬地起跑动作时，极大的负荷会让其绷得很紧，跟腱硬度也会变强，以便贮存更多的能量，为随后的起跑提供强大的力量支持。

恰如硬币的正反面一样，跟腱也很脆弱，所以它又被称为“阿喀琉斯之踵”（The Achilles Tendon）。反复用力超过跟腱的负荷能力时，便可能引起跟腱的病变。时常的发炎不时来袭，运动不当时甚至可能直接断裂。

前面已经说到，脚踝对人类的演化功不可没，可大猩猩等哺乳动物也有脚踝。对，我想你已经知道差别所在。事实上，大多数哺乳动物都有脚踝，但却没有跟腱。如果人类近亲大猩猩有跟腱，谁也说不准世界上会不会演化出两个人种。正是因为跟腱的存在，人的奔跑速度比大猩猩快一倍，耗费的能量却下降了一半。

脚踝都受什么伤？

扭伤

运动员受伤总是避免不了的。据相关统计，运动损伤中踝关节扭伤占40%，占篮球运动损伤的52%。比如说，你在球场上挥洒汗水抢夺一个篮板球，成功抱球却落脚在对方球员的脚背上，在别人的一声惨叫当中，你华丽地崴脚（脚踝扭伤）了。

脚踝扭伤,也就是俗话说的“崴了脚脖子”，几乎每个人都经历过，甚至有人走平路都会崴脚。更悲催的是，脚踝的特殊结构决定了人一般容易朝内侧崴脚，也就是脚心朝内侧，这样会损伤到外侧副韧带。崴脚的第一感觉自然是痛，有的人可能出现局部肿胀、瘀血。

当脚踝受伤时，千万别逞能，别急着站起来走路。有些青少年往往不注意保护，在旧伤未愈的情况下再发新伤，出现习惯性脚踝扭伤，那便得不偿失了。崴脚时应立即停止运动，保持局部制动，可以使用冰敷来减轻局部热胀感觉。在经过几小时的休息后，若仍感觉到脚踝不适，建议去医院就诊。

脚踝骨折

脚踝关节由7块跗骨加上足部的跖骨和小腿的骨骼组成。这么多骨头聚集在你脚后跟那么一小点的地方“开会”，出现点状况自然是可能的，这种状况也就是脚踝骨折。脚踝骨折是一种疲劳性骨折，经常出现在运动员身上。它是外力长期作用于脚踝的某块骨头上，使这块骨头不堪重负“开裂”造成。一般而言，脚踝骨折需要打石膏制动休养。某些严重的，还需要进行外科手术。

跟腱损伤

2008年北京奥运会时，站在110米栏前的刘翔甫一登场便眉头紧锁，试栏过后踮脚走回起跑线，还不时按摩右脚。随后的一切让人目瞪口呆：他一瘸一拐走下了赛道，留给我们落寞的背影。事后听解说员介绍，才知刘翔的脚踝早已受伤——更具体点说，是跟腱损伤。

跟腱损伤多由过度运动造成。跟腱的损伤通常都是累积性的，且在不知不觉中发生。损伤的常见结果仅有疼痛的逐渐增加，一般在休息或简单处理后便会缓解。如不发生急性疼痛症状或跟腱断裂，一般不会为运动员所关注。毕竟，运动员的成长史同样是一部伤病困扰史，小伤病、小疼痛在进行过相关医学处理过后便会缓解。

总之，踝关节受伤并非小事，如果有明显肿胀、瘀血，需要及时去医院检查。对踝关节损伤，可以进行保守治疗，也可进行手术治疗。当然，最好是没有受伤，这便需要大家平时多多爱护自己的脚踝。比如说，出门走路时，看好脚下才能走得稳当；走较滑的路面，最好穿防滑的鞋子；打篮球最好穿篮球运动鞋，因为这种鞋子是高帮的，可以保护踝关节。

杰克逊得了白癜风？

曾唱着*Black or White*的流行音乐之王迈克尔·杰克逊离开我们已经有一段时日了，但他留给世人的种种话题却依然如昨。比如，作为黑人歌手却有着一张白色的脸庞，有人怀疑他做了脸部漂白，有人则认为那是白癜风。事实是怎样的？争论从来未曾停止过。

杰克逊就是白癜风患者

从杰克逊现有的网络照片和报道来看，他正是一名白癜风患者。事实上，杰克逊早在1986年就被诊断为白癜风。直到7年后，在奥普拉的90分钟访谈上他才首度承认：从未进行过皮肤漂白，的确只是白癜风。

作为皮肤病三大顽症之一，白癜风是种常见多发病。这个星球上，有近2%的人受其困扰，各色人种、民族概莫能外，甚至连马和宠物狗都有可能患上。按照定义，白癜风是以皮肤色素脱失为特征的皮肤疾病。在某些致病因子（化学及重金属毒物）或精神创伤等因素作用下，机体内分泌功能失调、免疫功能紊乱，从而引起自体色素细胞损伤。其结果是形成局限性的白斑，这就是白癜风。简言之，白癜风会使皮肤掉色。

全世界白癜风的发病率约为1%～2%，中国大约在1%左右。研究发现，深色皮肤的人更容易得白癜风：黑种人、黄种人等整体发病率略高。如印度白癜风发病率达4%，日本为2%，美国白种人则低于1%（缺乏黑人数据）。在发病年龄上，从初生婴儿到年迈老人都能发病，但以6～25岁为高峰期。

我与杰克逊有瓜葛

的确，我与杰克逊之间有些“瓜葛”：我的家人Z就患有白癜风；在这事上，Z与杰克逊有共同点。所以，我与杰克逊勉强还能炒出点关系来。

每次与Z相见，他都向我提及皮肤的变化。的确，当我第一次看到他鼻梁上出现了指甲大的小白斑时，当场就震惊了。他说：身上，特别是腰部更明显。我虽然学医，但也不忍多看。

他说，白癜风的最大坏处是让人不能抛头露面。在餐厅做前厅主管的他还曾主动提出换到厨房工作。这种不痛不痒的疾病有点像不规则脱色的衬衫，虽然穿上去依然舒适，但影响观感。毕竟，谁脸上出现块状白斑都会让其他人感到不愉快。

事实上，人们对白癜风甚至所有的皮肤病都不甚了解。皮肤上的任何疮包、颜色的变化在观感上都是比较骇人的。一提到皮肤病，人们就自然想到“皮肤性病科”。人们害怕白癜风像很多性疾病一样会传染。其实，这种担心是毫无依据的。要知道，白癜风绝非传染病，不是由病毒或细菌的入侵所引起的，也不具备传染性疾病的任何特点，自然不会传染给别人。

求医问药，多无良解

为Z求医问药自然是我的分内事。每隔一段时间，他会告诉我某个秘方或网址，让我验证真伪。那些制作精良、招牌响亮的各色网站上挂满了成功治疗白癜风的案例。

实际上，它们基本都是在忽悠。我们需要明确一点，医学上尚未找到白癜风的确切病因。现在学界认为白癜风可能与环境食品污染、饮食习惯、精神因素都有密切关系。换句话说，各种针对上述原因的疗法都算治疗策略。

Z找出了一本古旧的小册子，上面提到“沙苑蒺藜炒猪肝”的方子；他还吃了大量的黑芝麻，拒食任何富含维生素C的水果。这样的方法我不反对，因为至少不会对身体造成大的伤害。苦行僧般的饮食控制又佐以各色药物，他的白斑总算没再扩大，于他而言也算是一种慰藉吧。

Z的隐忧

Z特别关心白癜风是否会遗传，这关系到他可爱的儿子。我让他不要担心。首先，担心是没用的。若某种疾病写在你的基因密码里，你的担心并不会延宕或阻止疾病发生。其次，白癜风是否会遗传，目前仍存争议。流行病学研究显示，有近1/3的白癜风患者有家族成员曾患此病。比如迈克尔·杰克逊的姐姐拉脱亚·杰克逊也被报道患有白癜风。但研究发现，白癜风并非染色体隐性或显性遗传，可能属多因子遗传模式。总之，白癜风的遗传方面的研究，目前的证据积累尚不足。

另外，他担心自己是否更容易患上皮肤癌，并向我讨教预防策略。我说，白癜风与皮肤癌的关系好比驴唇和马嘴。人们的这种担心其实是把两种疾病生拉硬套地扯上关系。要知道，它们的疾病机理是不同的。白癜风是色素障碍性皮肤病的一种，仅是皮肤色素的脱失；皮肤癌这种恶性肿瘤，与长期暴露于紫外线有关。换言之，它们在疾病定义、发病原因和症状表现上都无共通之处。这意味着，患有白癜风不会更容易发生皮肤癌。那些喜欢日光浴、过多暴露于紫外线的人才应该当心呢。

能治愈吗？

这是让所有皮肤科医生头疼的问题。

首先，目前没有任何一种药物能百分百治愈白癜风。如果有的话，杰克逊出门早就不用遮遮掩掩了。过分夸大疗效的产品多出现在报纸整版广告和网页上，忽悠你没商量。其次，白癜风的治疗是“多线程任务”：治疗措施、医患配合、患者心态都要到位。

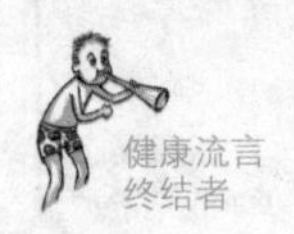

先说说常见疗法。紫外线（日光）照射这种方法，目的很明确，就是增加色素细胞的光敏性，促进色素细胞制造黑色素。这种最传统的治疗方法近来被认为无益。原因是，过量的紫外线会对人体造成损伤，患白癜风后，人体对紫外线的抵御能力会明显下降。

那为何不吃黑色素？吃啥补啥嘛！关键是，富含黑色素的食物在体内是不能直接补充到前线——色素细胞里的。要想让色素细胞工作，只能靠其自身调节，诸如补充黑色素之类的外力干预，效果并不好。实际上，患上白癜风时色素细胞已经“歇菜”，很难再调动起它的工作情绪。

临床上常用的方法还有免疫调节、补充微量元素等。前者有一定作用，但治疗效果并不稳定；后者则为许多保健品提供了市场。中医疗法更是多种多样，如补骨脂等。

移植一块好的皮肤怎么样呢？这个想法早在1964年就被美国人Kiistala研究过了。简言之，就是将正常皮肤表层取下，移植到白斑区一“盖”了事。经过四十余年发展，这种方法取得了治疗效果，但还需配合药物治疗，并有手术治疗时机的限制。

总是，去安慰

对于Z脸上的白斑，我非常宽容——比对我的一口烂牙还宽容。毕竟，他只是稍显难看了点，但白癜风不会传染、不影响食欲、也不会癌变。更何况，他的心态已经好转，钱也没少赚，白斑也没有再扩大的趋势了。

对付一种与精神因素有关的疾病，心态是重要的。但我们面前却常存在两种声音。第一种，白癜风完全可治愈。这种声音常误导人毫不在乎病情，以至于耽误治疗或者乱用药物，从而导致治疗效果不佳，加重病情。第二种，白癜风是“不治之症”，白癜风的治疗“艰巨而漫长”，在饮食控制、药物治疗的情况下有可能半年都看不到白斑缩小的迹象。听信这种声音的患者往往不顾病情，一味否定治疗。

的确，很多疾病的治疗总是难获得让人满意的效果。写到这儿，我想起了美国著名医生特鲁多（E. L. Trudean）的墓志铭：有时，去治愈；常常，去帮助；总是，去安慰。（To Cure Sometimes; To Relieve Often; To Comfort Always.）

他在1910年发表的最后一次医学演讲的题目是“乐观在医学上的价值”。我想，对待疾病的态度恰如对待生活的态度。对待白癜风这样的顽疾，也该顽固坚守并乐观向上。我所提到的Z，现已跳槽到另一家餐厅，还是任前厅主管，鼻梁、下颌角的白斑虽还在，但已没人关注。毕竟，人是多面的。

Lady Gaga真有红斑狼疮？

雷人女神Lady Gaga从来不缺新闻。有阵子传言称她身患红斑狼疮，惹得全球粉丝心急火燎。更多不明就里的人则开始对红斑狼疮这种疾病敏感起来。这到底是一种什么病？它是否会遗传？患病的女士真的不能生育吗？

Lady Gaga未必得病

不少媒体报道过“Lady Gaga承认确诊狼疮”。事实真的是这样吗？仅凭一项血液化验结果呈阳性就能确诊红斑狼疮吗？肯定的答案并不容易得出。在接受访问时，Lady Gaga表示：“检测结果的确显示为临界阳性。就目前而言……我还没有患病。但是，我的确需要好好保重身体。”

这话看上去有些绕。很多人会问，检测结果为阳性，为何还表示没有患病呢？事实上，红斑狼疮的诊断绝不是一项血液化验就能确定的。报道只字未提Lady Gaga接受的检查项目，但根据医学专业人士推测，她最可能接受的化验项目应该是抗核抗体（ANA）检测。

与所有的血液化验一样，ANA检测也有假阳性，假阳性率大概有10%左右。换言之，抗核抗体阳性只是一个提示，而非确诊的最终标准。根据美国风湿病学会的诊断标准，红斑狼疮的诊断必须满足11项疾病特征中的至少4项，之后方能确诊。ANA阳性只是其中一项而已。所以，单凭一项ANA临界阳性，并不能断言Lady Gaga就是红斑狼疮患者。Lady Gaga自曝曾因呼吸困难而急诊治疗，同时伴有心悸症状，有媒体认为这与红斑狼疮的症状十分吻合。不过，上述症状并非红斑狼疮的典型症状，看起来倒像是中暑。

当狼成为病名

红斑狼疮的英文病名为*Lupus Erythematosus*。其中，Lupus系属拉丁语词，意思是狼。狼为何会出现在疾病名称中？事实上，早在罗马时代，狼便已经闯入了医学界。医学史专家还没有弄清确切原因，但可以肯定的是，很多皮肤疾病的罹患症状像极了被狼啃噬过后的情形，因此得名为“狼咬样皮疹”。具体点说，红斑狼疮患者的皮肤上可能呈现不规则的水肿性红斑，中间凹陷，边缘突起，表面光滑有鳞屑，常横跨鼻梁。因为看似蝴蝶，所以人们常将其比作“蝶形红斑”。

1833年，法国医生卡泽纳夫（Pierre Cazenave）首次用*Lupus Erythematosus*来定义这种疾病。近40年后，匈牙利裔医生卡波西（Moritz Kaposi）注意到，患者不仅脸上会出现红斑，其内脏器官也会受累。这一描述无疑是对红斑狼疮认识的极大更新。

说起红斑狼疮的医学史，就不得不提加拿大医生奥斯勒

（William Osler）。他是现代医学教育的始祖和临床医学界泰斗。1895年，他在《美国医学科学杂志》（*The Journal of the American Medical*）发表论文，提及红斑狼疮病人也可能不出现皮肤红斑，而只存在内脏器官受累。他随即使用了一个更准确的词汇，即系统性（或全身性）红斑狼疮，来对这些病人进行分类。如今，红斑狼疮大致分为系统性红斑狼疮和圆盘状红斑狼疮，前者表现为全身多器官系统受累，后者主要以皮肤受累为主。

慢性终身病

对于红斑狼疮，医学界的普遍认识是，年轻女性多发，是发病原因不明的一种自身免疫系统性疾病。简单地说，自身免疫系统性疾病的特点是“自身相残”，即机体对自身抗原发生免疫反应而导致自身组织损害所引起的疾病。

作为人体中一道敏感而神奇的防线，免疫系统的作用是“对内维稳，对外排斥”。遗憾的是，免疫系统有时会将本属机体的正常部分也列为进攻对象。以红斑狼疮为例，产生的自身抗体主要以抗细胞核抗体为主。从微观上看，这种抗体的毒辣之处在于，它能够攻击人体正常的细胞，直接使其功能瘫痪；宏观上则表现为炎症，全身多器官系统均会受累，最终出现肾脏功能衰竭、狼疮性脑病和严重感染，导致病人死亡。

目前，尚无彻底治愈红斑狼疮的特效疗法或药物。网络上打着

“彻底攻克狼疮”的各种民间疗法均无须理会。好在如今系统性红斑狼疮患者的10年生存率已超过90%。这一结果的获得与红斑狼疮患者的早期诊断密不可分。在某种程度上，我们可以认为红斑狼疮像Ⅱ型糖尿病一样，是一种慢性终身性疾病。

不是遗传病

Lady Gaga曾说：“我家里有人得过红斑狼疮，它是遗传的。”但红斑狼疮真的会遗传吗？关于这个问题，医学教科书上的标准答案是：红斑狼疮具有一定的遗传倾向，却不能称之为遗传病。也就是说，即便家族中有人罹患红斑狼疮，并不意味着有血缘关系的亲属一定会得红斑狼疮。

为什么这么说呢？现有的医学解释是，红斑狼疮发病因素复杂，致病机理尚不完全清楚。它可能与遗传、激素、环境等多种因素相互作用而导致机体免疫功能紊乱有关。科学家们曾尝试寻找这一疾病的易感基因，并已获得可喜结果。2010年10月，安徽医科大学的研究者在《自然-遗传学》杂志发表论文，研究者称发现了汉族人红斑狼疮的5个易感基因，一时轰动业内。

不过，易感基因并不等同于致病基因，也不能被视为遗传病的证据。从某种角度看，红斑狼疮存在易感基因只表明部分人群对这种疾病易感。与其他人相比，他们更有可能罹患该病。换句话说，即便自己存在此类易感基因，也并不意味着必然会发病。易感基因只是在提醒你应注意预防保健和调节生活方式，因为你比其他人更可能患上红斑狼疮。

红斑狼疮之所以被误认为遗传病，或许还与此前大部分育龄女患者被禁止生育有关。禁育的实际原因是，红斑狼疮的发病机理与雌激素有关联——怀孕既可能加重病情，也可能造成死胎或流产。如今，这一难题已被攻克。在病情得到有效控制并稳定一段时间后，育龄妇女依然有顺利生产下一代的机会。

至于红斑狼疮的预防，学者们给出了几条生活化的建议：平时少受日晒或紫外线，注意防寒保暖，减少感冒等病毒感染性疾病等。对年轻女孩而言，影响身体雌激素表达的药物要慎服。

此病入戏深

红极一时的医疗美剧《豪斯医生》也爱拿红斑狼疮说事。在该剧的前两季中，肿瘤、红斑狼疮和多发性硬化症最常被豪斯手下的“小鸭子”当作鉴别诊断。原因很简单，这些疾病的症状常常不具备特异性，不典型。难以套用常规疾病来诊断时，医生怀疑到红斑狼疮头上也是非常自然的。更何况，红斑狼疮是一种全身性疾病，它可以攻击全身任何器官，病人出现的症状也是五花八门，怀疑是红斑狼疮也属合理。不过，在该剧第三季中，豪斯医生把自己偷偷服用的止痛药藏在一本被挖空的狼疮教材里，当这个小阴谋被拆穿时，他诡辩道：“反正从来都不是狼疮！”

更有趣的是，红斑狼疮终于成为第四季《豪斯医生》“你不想知道”一集中的正角儿。剧中，豪斯看到抗体检测结果后，终于将那位舞台魔术师诊断为红斑狼疮。为此他自嘲地说：“我终于有了一例红斑狼疮病人。”

另一为人熟知的形象是《第一次的亲密接触》中的女主角“轻舞飞扬”。她也患有红斑狼疮，总是不愿出现在暖热的阳光里。对红斑狼疮病人而言，这无疑是正确的选择。阳光照射会加重红斑狼疮患者的皮肤红疹（斑），这一现象被称为“光过敏”。作者还提到了红色的蝴蝶形斑。没错，红斑狼疮的一个经典症状正是脸上趴伏着一只永远不会飞的红色蝴蝶。这被称为颧部红斑或面颊疹（malar rash）。大约有五成红斑狼疮患者的脸上会有蝴蝶形红斑。

乔布斯的八年疾病抗争史

有一个病人，他的病情一度牵动无数人的心。媒体和公众总是试图从他的脸上找到哪怕一丝一毫的变化，一旦发现些许改变，都会引发全球性的关注。

他就是史蒂夫·乔布斯（Steve Jobs），美国苹果公司创始人、前任CEO。作为IT界王者，乔布斯总有办法让世界各地的“果迷”为之疯狂。但作为一个不幸患上“罕见的胰腺癌”的病人，他经历了胰腺切除、肝脏移植等一系列痛苦的治疗。

2011年2月24日，乔布斯度过了人生中的第56个生日，他与疾病的抗争也进入了第九个年头。在此，我们回顾乔布斯的八年疾病抗争史，不仅是为了表达一份“同甘共苦”的情感，同时也祈望他能幸福安康地迎接下一个，乃至未来数十个生日。

有一个笑话是这样说的：在世界范围内，有两项活动会促使极客们（Geek的音译，形容“IT控”）装病请假：一是最新一集《星球大战》的上映；二是苹果公司掌门人史蒂夫·乔布斯发表主题演讲。最近，乔布斯也请假了。他不用装病，他一直病着。

自2003年10月《财富》杂志披露乔布斯被查出患有胰腺癌以来，他先于2004年7月接受了胰腺癌手术治疗，又于2009年4月进行了肝脏移植手术。2011年1月17日，苹果的员工再度收到他的请假邮件，原因依然是健康问题。这一次，他没有注明回归苹果的日期。

乔布斯的身体健康状况，牵动着全球苹果迷和投资者的心。若我们只是将乔布斯视为一名病人，那这位世界著名的病人都经历了什么？他到底得了什么疾病？他又是如何一路走来的？

2004年，“罕见的胰腺癌”切除术

“我整天都惴惴不安。那天晚些时候我做了一个细胞切片检查，医生将内窥镜放进我的喉咙，经胃抵达肠道。他用针穿刺我的胰腺，从肿瘤上取下一些细胞。我服用了镇静剂，陪在一边的妻子告诉我，当医生在显微镜下检查细胞时，他们开始惊声尖叫。原因是，这是一种很少见的胰腺癌，能通过手术治愈。我做了手术，现在我康复了。”2005年，乔布斯在斯坦福大学的演讲中，首次讲述自己两年前由悲转喜的经历。

2003年10月，乔布斯曾将患病消息透露给几个亲密朋友。不过，作为一名佛教徒与素食主义者，乔布斯并不准备接受手术，他对现代主流医学有抵触心理，这令朋友们感到极度不安。他尝试采用特殊的食谱来达到治疗胰腺癌的目的。遗憾的是，他的方法并未奏效。

起初，医生认为乔布斯患有癌症，且是被称为“癌中之王”的胰腺癌。很多医生都知道，胰腺癌一旦查出，基本都属于晚期。尽管每10万人中，每年只有4～6个人患胰腺癌，但其最大的特点便是死亡率极高。一般说来，病人出现胰腺癌症状（上腹不适、隐痛、黄疸等）后，平均寿命只有约9个月，5年生存率不到2%。

乔布斯缘何一直活到现在呢？难道他的胰腺癌另有蹊跷？答案是，乔布斯所患的疾病并非严格意义上的胰腺癌，而是胰岛细胞瘤。不过，由于乔布斯的个人健康信息没有向外界披露，只是简单地冠以“胰腺癌”这个帽子，很多医学界人士和媒体按照最常见胰腺癌类型进行推断，不难得出乔布斯活不过一年的论断。

胰岛细胞瘤是一种胰腺神经内分泌肿瘤，全美每年约有3000例病人发病。这种肿瘤的主要特点是：大量分泌某种激素，进而影响消化功能及机体其他功能。要想了解这到底是一种什么癌症，得先熟悉有关胰腺的知识。

胰腺由内分泌部和外分泌部组成。外分泌部是胰腺的主要部分，它负责分泌胰液，胰液含有多种消化酶，帮助消化食物。内分泌部主要是指胰岛细胞，这些细胞散布于外分泌部之间，可以分泌多种内分泌激素，调节人体代谢功能。比如说，Ⅰ型糖尿病就是因为胰岛中的β细胞分泌胰岛素异常所致。

通常，人们所说的胰腺癌，主要是指发生在外分泌部的恶性肿瘤。而乔布斯患有的这种神经内分泌肿瘤的“性格”尚算温顺。首先，胰腺的神经内分泌肿瘤其恶性程度并不算高。其次，这种类型的肿瘤生长缓慢，在手术切除后患者预后一般较好。

2004年7月31日，星期天，乔布斯在他家附近的斯坦福大学医疗中心接受了肿瘤切除手术。而在肿瘤被切除之前，除《财富》杂志的报道外，苹果公司及他本人未透露一点口风。8月1日，星期一，苹果公司的员工上班时收到了乔布斯的邮件。他告知大家，他刚治愈了一种威胁到他生命的疾病。他还向大家保证，他9月就会回来工作。

尽管乔布斯的胰腺癌切除手术名称并未公布，但人们大多猜测是Whipple手术。这种手术是治疗胰腺癌的一种标准术式，需切除部分胰腺、胆囊、部分胃和肠道，被称为是普外科最难的一种手术类型，手术的风险性也最大。如果乔布斯接受的是Whipple手术，胰腺的内外分泌功能减弱，容易出现食欲不振、消化不良、胃溃疡甚至糖尿病等。患者消化与吸收功能变差，术后体重会下降5%～10%。

乔布斯的胰腺手术规模大小如何，我们无从得知。他所患的这种神经内分泌肿瘤，到底是良性还是恶性的，也很难给出一个准确判断。乔布斯在邮件中还谈及，他将不需要化学疗法或放射性治疗。若这个信息是完全真实的，我们可以推断他所患的是一种良性肿瘤，夺命之虞并不高。

尽管胰腺癌的发病率并不算高，但积极的预防策略仍有意义。首先，吸烟是公认的致胰腺癌危险因素，任何时刻戒烟都不算晚。其次，胰腺癌的发生与膳食结构、饮食习惯和营养成分密切相关。高蛋白、高胆固醇型饮食可促使胰腺癌的发生，营养过度可能会增加胰腺癌患病风险。

此外，慢性胰腺炎中约有1/3可能向胰腺癌转化；家族疾病史某些典型的遗传性癌症综合征也可能与胰腺癌发生相关。很多医生建议，对年龄大于40岁、吸烟、有大量饮酒史的人，如果出现上腹部非特异性不适，应高度警惕胰腺癌。

2005—2008年，日渐憔悴，流言漫天

2005年6月12日，乔布斯在斯坦福大学的一场毕业典礼上谈及了自己的健康问题。他回忆道："大约一年前，我被确诊患有胰腺癌，医生告诉我将最多活六个月，但后来确定这是可以通过手术治疗的一种肿瘤。"疾病像一种人生责难，不由得人不思考。乔布斯动容地说道："记住自己随时都会死掉，是防止你陷入畏首畏尾陷阱的最好方法……你已经一无所有了，没有理由不去追随你的心。"在心里已死过一回的乔布斯，向世人散发着他卓著的个人魅力。

从2006年8月起，乔布斯日渐瘦削的公众形象，不由得让人们再度怀疑他是否又病了。在当年6月举办的苹果全球开发者大会上，形容枯槁的乔布斯引发了人们对其健康状况的猜测。两年之后，当乔布斯在大会讲台演示3G版iPhone时，他越发憔悴的形象再度引发人们关注。为稳定投资者信心，苹果公司发言人不得不回应，称乔布斯目前患有一种"普通疾病"，他的健康状况是一个私人问题。

一个月后，乔布斯与纽约时报记者乔·诺塞拉（Joe Nocera）的一通电话，使人们不禁焦虑起来。当时，火气颇盛的乔布斯说："你认为我是一个自以为凌驾于法律之上的自傲之人，而我认为你是个搞错了大部分事实的臭屎桶。"这位记者披露的谈话内容写道："他的健康问题逐渐积累，已经超出'普通疾病'的范围。但这些问题并非致命的，他目前也没有患任何癌症。"目前看来，这份谈话中有关乔布斯身体状况的信息颇为重要，他所表明的最重要一点就是，乔布斯身体的确不是特别好，但肿瘤肯定是彻底切除了。

戏剧性的是，彭博社在当年8月28日误发了一份早已拟好的讣告，他们已提前为乔布斯"盖棺定论"了。两周后，在旧金山举办的iPod新产品推介会上，乔布斯以半开玩笑的口吻说："关于我死亡的报道有点过度夸张了。"10月3日，苹果公司发言人还明确否认了有关乔布斯因心脏病发作被送往医院的报道。

尽管流言不断，乔布斯身体虚弱已成为不争的事实。2008年12月13日，苹果公司宣布，乔布斯将不会出现在2009年1月的苹果大会上，人们没有聆听到期待已久的乔布斯演讲，原因是"内分泌失调"。

不过，内分泌失调是一种极为笼统的描述。乔布斯曾谈起："几周前，我认为找出此问题的根源并给予治疗是最为重要的事情。幸运的是，在进一步检查后，我的医生认为找到了病因，内分泌紊乱使我身体健康必需的蛋白质流失，血液检查也证明了这一诊断。"这一诊断到底是什么，乔布斯并没有告诉人们。如今，不难推断这指的是肝功能衰竭。

2009，舍近求远的肝移植手术

2009年1月14日，乔布斯在给公司的简报中谈及，他的健康问题“比原来想的要更复杂”。随后，他休了半年长假。在病休期间，苹果公司首席运营官蒂姆·库克将代替乔布斯负责公司的日常运营。现在，我们都知道乔布斯利用这半年时间进行了一次大手术，也就是肝脏移植手术。

2009年6月24日，美国田纳西州孟菲斯市卫理公会大学医院移植研究所发布了一则简单的新闻公告。在“猫王”菲利普斯的故乡、民权运动领袖马丁·路德·金被暗杀的城市，这所大学的移植研究所是全美第九大肝脏移植中心。据报道，医院在获得乔布斯本人准许后对外宣布，乔布斯在2009年4月曾在此接受过肝脏移植手术。

乔布斯进行肝脏移植，这让许多人摸不清头绪。首先，若他在2004年已彻底切除胰腺肿瘤，那此时的肝脏移植很可能是其他原因所致。美国俄亥俄州立大学奈特癌症研究所的查尔斯·托马斯（Charles Thomas）博士曾谈道：“我们并不清楚他的胰腺被切除了多少，他或许有一些残留，这会导致持续的消化障碍。”

据美国匹兹堡大学医学中心器官移植部门临床主任阿比纳夫·胡马尔（Abhinav Humar）介绍，肝脏移植有时可能会阻止胰腺癌细胞扩散。他在接受采访时表示，用肝脏移植的方式阻止神经内分泌瘤向全身扩散极为少见，全美顶尖的十家移植中心做这种类型的手术可能不超过百例。

还有一种可能是，乔布斯2004年因手术切除了大部分胰腺，导致该器官分泌功能失调，且长期营养不良，进而出现黄疸症状，肝功能急剧变差，最后只能进行肝脏移植手术。

美国大约有127个肝脏移植中心。乔布斯缘何远离加州，飞赴3200公里外的中部城市孟菲斯进行肝脏移植手术呢？乔布斯曾谈及，他之所以选择在这里接受治疗，部分原因正是这里的技术水平。

不过，这种解释看上去并不算合理。要知道，美国西海岸坐落着不少全球知名的医院，它们的移植手术并不比孟菲斯卫理公会大学差。比如，加州大学旧金山分校医学中心就是全美最好的移植中心之一。加州大学洛杉矶分校则有全球规模最大的肝移植中心。在笔者看来，乔布斯之所以不在加州手术的真正原因是，他等不起。

美国西海岸是美国人口最稠密的地区之一，坐落着旧金山、洛杉矶这样的超级城市。加州人口总数接近4000万，约占美国人口总量的1/8。巨大的人口基数决定了一个难言的现实：需要移植器官的病人为数甚众。以加州大学旧金山分校医学中心为例，有500多个病人在器官移植等待名单上，要满足这些病人的器官移植需要，需要几年时间。

来自美国器官资源共享网络（UNOS）2000年的一份数据显示，

当年每天约有114人加入器官移植等待名单，当年有近5800名病人由于没有及时获得器官而死亡。截至2009年6月，约有1.6万人在UNOS肝脏移植等待名单上。肝脏是一种宝贵的稀缺资源，每年UNOS名单里也只有1/3病人能顺利接受肝脏移植手术。因此，如果乔布斯选择在加州进行手术，他及时获得肝脏的可能性很低。

2010年3月，在加州州长阿诺德·施瓦辛格举办的器官捐赠法案活动中，乔布斯谈起一年前接受的肝脏移植手术。乔布斯认为自己非常荣幸地在肝脏移植手术中幸存，而有许多人在等待合适肝源过程中死去。他还披露："我在斯坦福癌症中心得到了很好的照顾，不过那里没有足够的肝脏。我的医生建议我参加田纳西州孟菲斯的一个移植项目，那里的肝脏供需比例好于加州。"据称，乔布斯的新肝脏来自于一位死于车祸的20多岁年轻人。

人们不免猜测，是乔布斯的声名与地位，使他成为肝脏移植病人等待名单中的VIP，从而排在其他病人前面，接受了这一手术。院方的解释是，乔布斯之所以能迅速获得合适的肝脏，是因为其病情严重程度很高，MELD（终末期肝病的标准）评分很高，再加上恰好有与其血型匹配的肝脏，这才得以进行移植。这一评分是指终末期肝病模型评分，分数越高表示病情越重，越急需肝脏移植。总之，这份解释所传递的信息是，乔布斯并非因为身价与声名而获得高于其他患者的优先权，他的肝脏移植符合UNOS的政策。

依据UNOS的数据进行分析，我们不难发现原因。UNOS是美国的一个私立非营利性机构，目的是为提高人类器官捐献、切取、分配和移植的效率。它与美国卫生及公共服务部签订协议，在全美范围内进行科学维护，促进器官获取和移植工作。UNOS与全美69家器官获取组织（OPO）合作协调人体器官的分配使用。当OPO在其负责区域取得器官后，将按照血型及其他考量指标（肝脏大小、病情严重程度、等待时间），检索UNOS数据库寻找当地等待移植的病人。

OPO工作的一个重要特征是，本着就近原则先在本地区寻找合适的病人，然后才扩大到邻近地区。更重要的是，各地区OPO的规模大小不一，所服务的人口数量也不相同，相差甚至达15倍之多。在田纳西州，肝脏移植的平均等待时间大约是4个月，这一数据的全美平均值则超过一年，在加州等人口密集地区，这一等待时间更长。

此外，UNOS的移植等待名单登记没有地域限制。换句话说，乔布斯既可以在加州登记，还可以同时在其他州进行登记。打个比方，为了买一张紧俏的火车票，你可以多找几个人排队，这至少能提高成功买到车票的概率。

从某种角度看，乔布斯远赴孟菲斯进行肝脏移植是合理利用了医疗系统，选择前往肝脏来源充分的地区进行移植手术。

2011年，谣言再起，归期未知

乔布斯的此番再度病休，丝毫未透露具体原因，无疑让广大苹果迷及投资者非常闹心。加之恰逢iPad 2等系列产品发布的关键时刻，

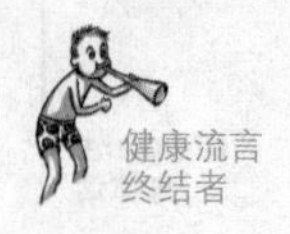

乔布斯这一苹果灵魂的离开，无疑让人分外担心。更重要的是，乔布斯此番病休与2009年并不一样。当时他表示将离开半年，这一次他没有说明时间长短。

2011年2月17日，美国的八卦报纸《国家询问者》登载了一篇颇为吸引眼球的报道。该报刊登了一张乔布斯的照片，并称他可能仅剩下6周生命。在那张拍摄于2月8日的照片上，“乔布斯看上去非常虚弱，他穿的牛仔裤和黑色上衣对他的体型来说已经显得太大”。此外，“稀疏的头发表明，乔布斯目前正在接受化疗”。当时，乔布斯正准备与妻子劳伦·鲍威尔共进早餐，随后前往斯坦福癌症中心。八卦记者正是在这附近拍摄到“骨瘦如柴”的乔布斯。

与此同时，该报还附上了两位医生的观点。他们认为，乔布斯很可能在斯坦福癌症中心接受化疗。现在他已是胰腺癌晚期，他的肌肉已经萎缩。如果他的体重还有60公斤的话，那将非常令人惊讶!

当乔布斯远离公众视线时，《国家询问者》的八卦为人们继续猜测、解读乔布斯的健康状况提供了新的素材。不过，苹果公司及许多业内人士均表示，这份八卦小报纯属造谣，内容绝不可信。很快，乔布斯便用实际行动击碎了人们的猜疑。2月18日晚间，美国总统奥巴马在旧金山市宴请了美国IT巨头，在公布的照片上，乔布斯恰好坐在总统左侧，Facebook首席执行官马克·扎克伯格则居于奥巴马右侧。

尽管这是一张背面图片，但已清晰无误地传递出这样的信息：乔布斯还在！不过，细心的人仍不免从中解读出许多信息，诸如乔布斯身形极为瘦削，在众人身影中显得颇为瘦小。此外，乔布斯右手举杯的高度明显低于所有在场人士。这些信息或可表明，他的身体的确非常虚弱。

在不少医学从业者眼中，乔布斯的身体到了存亡的关键时刻。乔布斯此次病休，很有可能是癌症复发或肝脏移植后出现排斥反应。美国南加州大学的肝脏移植医生琳达·谢尔（Linda Sher）认为，肝脏移植病人术后会遇到非常多的难题，比如排斥反应、免疫抑制剂副作用等。“这类病人可能遇到的副作用反应或并发症，我可以说上一天。”按照琳达·谢尔医生的这种回答，乔布斯此次病休的原因，很可能是移植后的肝脏出现问题，需要再度治疗。

美国纽约大学的移植医生刘易斯·塔伯曼认为，肝脏移植后患者通常不会遇到致命问题。不过，他们需要服用免疫抑制剂来对抗身体的排斥反应。排斥反应是身体免疫系统对各种致病因子产生的一种防御机制。

免疫系统是人体一道敏感而神奇的防线，它的作用可以概括为八个字：“对内维稳，对外排斥。”对维护生命稳定和健康而言，这是至关重要的。免疫系统一旦垮掉，人体将难以抵御各种微生物的入侵。当他人器官被移植到体内时，免疫系统很快就发出警报：这不是我身体的一部分，必须予以排斥。

不难想象，当身体内被植入别人的肝脏时，身体会认为这是外来异物。此时，这些病人就需要服用免疫抑制剂来“压制”机体强大的免疫系统，将其“驯服”至能与移植的肝脏和平共处。长期服用免疫抑制剂，也会带来副作用。有时，患者甚至得更换其他种类的免疫抑制剂，以减少副作用的发生。免疫抑制剂的常见副作用包括引起高血糖、糖尿病、肾损伤、高血脂及白细胞数目减少等。此外，由于机体长期处于免疫抑制状态，此类病人也更容易出现病菌感染。

未来，不是亲人也会为他祷告

遗憾的是，与乔布斯健康相关的任何细节信息都是无法获得的。若非乔布斯本人公布，没有人能弄清楚细节与真相。很多读者也许会猜测，负责为其手术和治疗的医生，为何也没透露出消息呢？事实上，尽管他们对乔布斯的健康状况与细节一清二楚，但若未经患者允许，他们绝对不能公布任何情况，否则就是违反法律。

当我们谈论乔布斯的健康时，我们在谈些什么？事实上，我们所谈论的都是来自于乔布斯邮件或演讲时散落的模糊信息。人们基于这些并不完整的信息，串联起乔布斯病史大致的梗概，并继续做着猜想或预测。

人们显然最容易注意的一点，就是乔布斯的日渐消瘦。以前胖胖的圆脸，变成现在的瘦削脸型。到底是什么原因，导致乔布斯体重严重减轻呢？在美国克里夫兰医学中心消化疾病系主任约翰·方（John

Fung）看来，乔布斯的体重锐减是否意味着癌症复发，目前尚没有证据证明。要知道，体重减轻的原因有很多，例如病毒感染或药物副作用等。当然，更主要的原因可能是，胰腺被切除后，激素分泌平衡被打破，导致葡萄糖和蛋白质代谢出现异常，引起体重减轻。

在维基百科的“史蒂夫·乔布斯”词条中，有关其个人生活的介绍中写道：“对于乔布斯的个人生活，至今依旧没有相关数据可考，只知道他是佛教徒，乔布斯十分重视隐私。”在今年乔布斯请假的第二天，《乔布斯的秘密日记》一书作者、《福布斯》杂志资深编辑丹尼尔·莱恩博客中撰写《离乔布斯都远点》的博文，呵斥那些打探、干扰乔布斯病休的人们。

这篇令人动容的文章里写道：“我曾经在过去几年里，以假乔布斯的名义，撰写一个名为‘史蒂夫·乔布斯的秘密日记’的博客，在网上扮演乔布斯。2008年，在乔布斯因健康情况明显恶化病休之前，我停止了博客的更新。今天早上，当乔布斯再次病休的消息传来之后，我以假乔布斯的名义更新了最后一篇文章，然后注销。”

他还写道：“如果你真的想了解一下癌症和肝脏移植的话，大可以去图书馆。如果你是一个投资者，真的因为今天的消息为手中苹果股票坐立不安的话，干脆卖掉，然后感谢下乔布斯帮你挣了这么多钱。就算你打算留着股票，那也好，但别到处嚷嚷因为手里的股份，你有权八卦某个病人的私生活。”今天，我们在这里讨论大洋彼岸的一位著名病人。他并非我们的家人亲朋，却让我们牵挂。

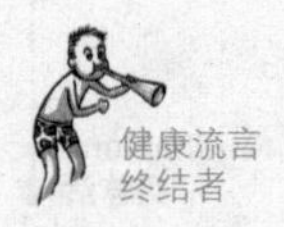

有位极客曾说："如果上帝是在用疾病来惩罚乔布斯，上帝做得真不怎样。上帝为何不降低iPhone售价或提高微软Vista系统的可操作性呢？相信我，上帝的手边一定有一台iMac。"这一刻，我们无法预料接下来会发生什么，唯祈愿乔布斯能够身体安康，带给我们更多令人惊喜的产品！

（本文撰写于2011年2月下旬）

（注：2011年10月6日，身患癌症的乔布斯去世，享年56岁，一个传奇就此落幕。）